HOÀN THIỆN SÁCH NẤU CARBO THẤP DÀNH CHO NGƯỜI MỚI BẮT ĐẦU

Hơn 100 công thức nấu ăn low carb dễ dàng để giảm cân và cân bằng súc khỏe của bạn

Cúc Diệu

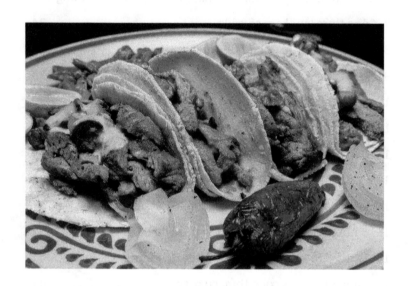

Mục lục

4

GIỚI THIỆU

Ngoài đường nguyên chất, quá nhiều carbohydrate là nguyên nhân gây tăng cân không mong muốn với tay cầm tình yêu đang phát triển. Một trong những lý do khiến low carb là một xu hướng đang diễn ra. Chế độ ăn kiêng low carb (tạm dị ch: ít carb) là về việc giảm mạnh lượng carbohydrate trong chế độ ăn uống. Bởi vì chỉ khi lượng đường và carbohydrate hấp thụ giảm đi, cơ thể mới sử dụng năng lượng dự trữ (miếng mỡ) và do đó đảm bảo giảm cân trong trường hợp thiếu hụt thực phẩm.

Vì vậy, để thoát khỏi tình trạng tay cầm không phổ biến, chế độ ăn kiêng không có hoặc giảm công thức carbohydrate đặc biệt hiệu quả. Tuy nhiên, cần lưu ý rằng các tế bào mô mỡ hiện có chỉ trống rỗng trong quá trình cho ăn và sau đó vẫn còn trong cơ thể. Nếu bạn quay lại quá nhanh với phong cách ăn uống cũ, không lành mạnh, bạn sẽ nhanh chóng bổ sung năng lượng cho mình.

Những loại thực phẩm được phép trong chế độ ăn kiêng low-carb?

Ngay khi bạn ăn theo phương pháp low carb, nghĩa là số lượng carbohydrate trong chế độ ăn sẽ giảm đi, đồng thời có thể tăng tỷ lệ chất béo và protein không được lưu trữ trong cơ thể ở mức độ tương tự. Không giống như các dạng dinh dưỡng khác, không có sự thiếu hụt calo liên quan đến cảm giác đói. Nhiều chất béo và protein hơn cũng mang lại cảm giác no lâu hơn. Vì vậy, đừng để bụng đói mà hãy thay thế đường và carbohydrate bằng các món ăn giàu protein, ít carbohydrate.

Bạn nên tránh những thực phẩm này

Những thực phẩm dưới đây là thủ phạm chính gây tăng cân không mong muốn. Ngoài bất kỳ dạng đường nào, điều này bao gồm khoai tây, gạo và tất cả các sản phẩm làm từ bột mì như mì ống, bánh pizza và bánh mì. Việc tiêu thụ không kiểm soát của họ trở nên đáng chú ý khi tiêu thụ quá mức, chuyển hóa thành đường, như một nguồn dự trữ chất béo không phổ biến và thường không ngừng tăng lên.

Ngoài ra, nên tránh tất cả các dạng mật ong và đường, mứt, Nutella, tất cả đồ ngọt, chất làm ngọt nhân tạo và nước trái cây sản xuất công nghiệp trong các món ăn ít carb. Đối với ngũ cốc và rau, khoai tây, gạo, nên tránh tất cả các sản phẩm làm từ bột mì như bánh pizza, bánh mì, bánh ngọt, bánh ngọt và mì cũng như tất cả các sản phẩm cuối cùng được sản xuất công nghiệp. Ngoài ra, một số loại thực phẩm đặc biệt giàu tinh bột như chuối, ngô, củ cải vàng, khoai lang, đậu Hà Lan và granola cũng không nhất thiết được khuyến khích.

Low carb tốt như thế nào và làm thế nào để ngăn chặn hiệu ứng yo-yo?

Nếu bạn muốn tránh hiệu ứng yo-yo đáng sợ của việc tăng cân nhanh chóng sau chế độ ăn kiêng giảm cân, thì việc thay đổi chung thói quen ăn uống mà bạn yêu thích là điều không thể tránh khỏi. Điều chỉnh hành vi ăn uống theo độ tuổi cũng đóng một vai trò quan trọng. Ở độ tuổi lớn hơn, không giống như ở độ tuổi trẻ hơn, cơ thể tích tụ lượng mỡ dự trữ lớn nhanh hơn do thay đổi nội tiết tố. Việc chuyển đổi ngắn hạn nghiêm ngặt sang chế độ ăn ít carb sẽ mang lại hiệu quả kỳ diệu ở đây. Tuy nhiên, các chuyên gia dinh dưỡng không khuyến nghị một chế độ ăn kiêng nghiêm ngặt, vĩnh viễn theo thông số kỹ thuật low carb. Để tránh hiệu ứng yo-yo, họ khuyến nghị một chế độ ăn uống cân bằng với khoảng 50% carbohydrate sau đó. Bằng cách này, bạn không phải luôn bỏ lỡ bánh mì, khoai tây và mì ống thơm ngon yêu thích của mình.

1. Mojito: Công thức gốc

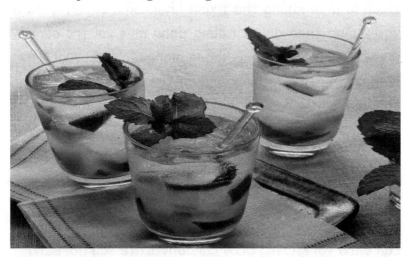

THÀNH PHẦN

- 20 lá bạc hà.
- đường mị n.
- rượu rum Cuba
- 3 quả chanh xanh.
- nước lấp lánh

SỰ CHUẨN BỊ

1. Nghiền 20 lá bạc hà với 5 muỗng canh. muỗng cà phê đường đóng băng trong hộp, 30 cl rượu rum Cuba, thêm nước cốt của 3 quả chanh lớn và trộn đều.

2. Đổ vào 6 ly và mở rộng với một ít nước lấp lánh như Perrier và một ít đá vụn.

3. Trang trí với lá bạc hà.

2. Bánh quy cuộn: Công thức cơ bản

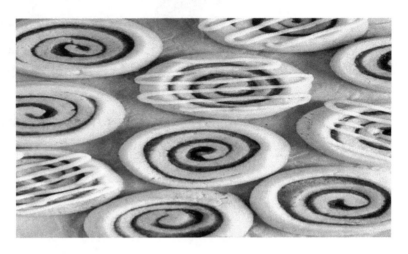

THÀNH PHẦN

- 120 g đường + 1 muỗng cà phê. với cà phê.
- 4 quả trứng
- 120 gam bột mì.
- 25 g bơ đun chảy

SỰ CHUẨN BỊ

1. Làm nóng lò trước d. 7/210°.

2. Lấy khay nhỏ giọt ra khỏi lò và đặt một tờ giấy da lên đó.

3. Tách lòng đỏ trứng ra khỏi lòng trắng, đánh lòng đỏ và đường cho đến khi hỗn hợp chuyển sang màu trắng, sau đó thêm bột mì vào trong khi khuấy.

4. Đánh lòng trắng trứng với muỗng cà phê đường cho đến khi bông cứng, trộn nhẹ nhàng, nhấc phần chuẩn bị ra và thêm bơ đun chảy.

5. Trải bột bằng thìa trên giấy da và tạo thành một hình chữ nhật.

6. Nướng trong 8 phút, lấy bánh quy ra khỏi lò, đặt lên mặt phẳng đã lót giấy nướng và phủ khăn ẩm lên trên.

7. Để yên trong 10 phút, bỏ khăn trà ra, lật mặt bánh quy lại, cuộn lại và bọc trong giấy bạc cho đến khi sử dụng.

3. Mac và phô mai ít chất béo

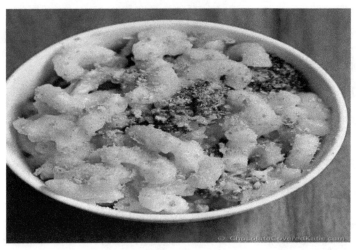

THÀNH PHẦN

- .1 1/2 tấn. mì ống nấu chín và để ráo nước .
- 1 nhỏ hành tây , xắt nhỏ .
- 9 lát , 2/3 oz mạnh độ nghiêng phô mai cheddar .
- 1 lon 12 oz bốc hơi độ nghiêng sữa .
- 1/2 t. nước dùng gà ít natri.
- 2 1/2 muỗng canh (các) muỗng canh bột mì xung quanh
- .1/4 muỗng cà phê nước sốt worcestershire .
- 1/2 muỗng cà phê mù tạt khô.
- 1/8 muỗng cà phê tiêu.
- 3 muỗng canh vụn bánh mì.
- 1 muỗng canh (các) bơ thực vật, làm mềm

SỰ CHUẨN BỊ

1. Xịt dầu thực vật lên đĩa nướng sâu lòng, phết
    1/3 số mì ống, 1/2 số hành tây và pho mát. Lặp
    lại các lớp, kết thúc bằng mì ống. Đánh sữa,
    nước dùng, bột mì, mù tạt, sốt Worcestershire
    và hạt tiêu cho đến khi hòa quyện. Đổ qua các
    lớp. Kết hợp vụn bánh mì và bơ thực vật, sau đó
    rắc lên trên. Nướng không đậy nắp ở 375 độ
    trong 30 phút cho đến khi nóng và sủi bọt.

4. Một công thức ăn chay

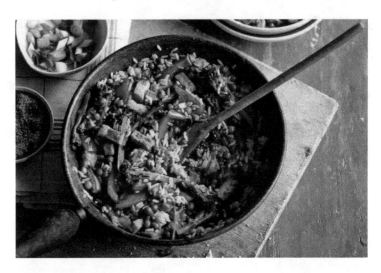

THÀNH PHẦN

- .2 củ hành tây.
- 2 củ cà rốt.
- 1 củ cải vàng.
- 1 thì là
- 0,250 g hạt.
- dầu ô liu.
- muối nghệ, tiêu.
- Hạt bí ngô

SỰ CHUẨN BỊ

1. Nướng trên lửa vừa: hành tây thái lát , thêm bột nghệ tùy thích, tiêu xay nhuyễn, sau đó thêm 2 củ cà rốt (1 củ tím, 1 củ vàng), 1 củ mùi tây, 1 miếng thì là, muối và tiêu, nấu, thỉnh thoảng khuấy

2. Đun sôi 1 250 g ngũ cốc trong nước muối sôi (chẳng hạn như bulgur quinoa từ Monoprix, đun sôi trong 10 phút), để ráo nước, đổ vào bát salad và nêm 2 muỗng canh. muỗng canh dầu ô liu, đổ lên rau, rắc hạt bí rang trong chảo trong 3 phút .

5. Hamburger Sốt Kem Và Bắp Cải Chiên

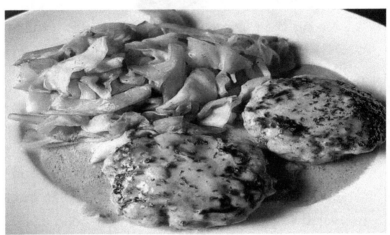

THÀNH PHẦN

- Bánh mì kẹp thịt
- 650 g thịt băm (xay)
- 1 quả trứng
- 85 gram phô mai feta
- 1 muỗng cà phê. mặn
- ¼ muỗng cà phê. tiêu đen xay
- 55g (220ml) mùi tây tươi, thái nhỏ
- 1 muỗng canh. dầu ô liu, để chiên
- 2 muỗng canh. bơ, để chiên

Nước xốt

- 180 ml heavy cream (hoặc heavy cream) để đánh bông
- 2 muỗng canh. Măng tây tươi
- 2 muỗng canh. bột cà chua hoặc sốt ajvar
- muối và tiêu

cải bẹ xanh xào

- 550 g bắp cải trắng nạo
- 85 gram bơ
- muối và tiêu

hướng dẫn:

Bánh mì kẹp thịt kem:

1. Trộn tất cả các thành phần cho bánh mì kẹp thịt và lắp ráp tám, dài hơn rộng.
2. Chiên chúng trên lửa vừa với bơ và dầu ô liu trong ít nhất 10 phút hoặc cho đến khi miếng chả chuyển sang màu thơm ngon.
3. Thêm cà chua nghiền và kem đánh bông vào chảo khi bánh mì kẹp thịt gần như đã sẵn sàng. Trộn và đun sôi kem.
4. Rắc mùi tây xắt nhỏ lên trên trước khi phục vụ.

Cải bẹ xanh chiên bơ:

1. Cắt bắp cải thành dải hoặc sử dụng bộ xử lý thực phẩm.

2. Đun chảy bơ trong chảo rán.

3. Xào bắp cải đã cắt nhỏ trên lửa vừa trong ít nhất 15 phút hoặc cho đến khi bắp cải có màu sắc và kết cấu mong muốn.

4. Trộn thường xuyên và giảm nhiệt một chút về cuối. Mùa.

6. Công thức Dòng Tên

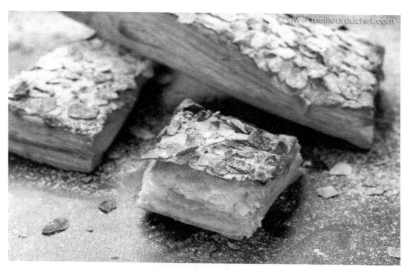

THÀNH PHẦN

- 0,50 g bột hạnh nhân.
- 50 gam đường.
- 50 gram bơ
- .1 quả trứng.
- 1 ly rượu rum

SỰ CHUẨN BỊ

1. Làm hai dải bánh phồng mỏng rộng 12 cm.
2. Trang trí với một lớp kem hạnh nhân mỏng.
3. Làm ẩm cả hai cạnh bằng nước bằng bàn chải. Đặt cuộn thứ hai lên trên, bấm các cạnh để hàn chúng.
4. Làm nâu bề mặt bằng trứng và rắc bột hạnh nhân lên trên. Do đó, cắt dải thu được thành các hình tam giác được đặt trên khay nướng và nướng trong lò nóng.
5. Rắc đường đóng băng khi bạn lấy nó ra khỏi lò. Làm mềm bơ cho đến khi mềm kem, thêm hạnh nhân và đường vào cùng một lúc.
6. Làm việc mạnh mẽ với máy đánh trứng để có được độ đặc của bọt. Thêm toàn bộ quả trứng và sau đó là rượu Rum.

7. Công thức làm kem sô cô la

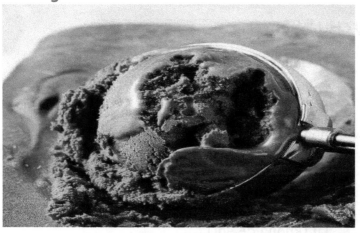

THÀNH PHẦN

- .6 lòng đỏ trứng gà.
- 200 gam đường.
- 1/2 lít sữa
- .300 ml kem chua lỏng.
- 100 g ca cao không đường

SỰ CHUẨN BỊ

1. Để làm công thức kem sô cô la của bạn:
2. Đun sôi sữa.
3. Đánh lòng đỏ và 150 g đường cho đến khi hỗn hợp chuyển sang màu trắng.
4. Thêm ca cao và trộn.
5. Đổ từ từ sữa vào, khuấy đều để thu được hỗn hợp rất lỏng. Đun toàn bộ trên lửa nhỏ cho đặc lại (không để sôi).
6. Để nước ép này nguội bớt.
7. Đánh mạnh kem và phần đường còn lại. Thêm chế phẩm vào nước trái cây. Tua bin

8. Ba Lan Perogies , tự làm công thức

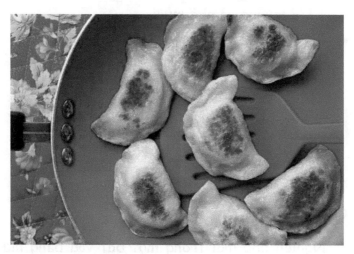

THÀNH PHẦN

- 0,2 pound phô mai hoặc phô mai đã ráo nước.
- 10 t. nước.
- 1 t. vụn bánh mì nướng nhẹ.
- 3 muỗng canh dầu

- .4 quả trứng lớn, đánh tan.
- 1 1/2 muỗng cà phê muối.
- 2 t. bột, tất cả cộng với đủ để chuẩn bị bột

SỰ CHUẨN BỊ

1. Nghiền phô mai trong một bát vừa bằng nĩa. Thêm trứng, $\frac{1}{2}$ muỗng cà phê. muối, bột mì và trộn thành hỗn hợp sền sệt. Tung ra bột trên một bảng bột và chia thành 4 phần. Trải từng mảnh thành một hình chữ nhật dài 12 inch và rộng 2 inch. Cắt từng miếng theo đường chéo để tạo thành khoảng 10 miếng. Đun nước sôi và thêm 1 muỗng cà phê. hòa tan. Giảm nhiệt để nước sôi nhẹ và nhúng một phần ba ravioli vào đó. Đun nhỏ lửa, không đậy nắp, cho đến khi chúng nổi lên trở lại. Loại bỏ chúng bằng một cái muỗng có rãnh và để chúng ráo nước. Lặp lại cho đến khi tất cả các bánh rán được nấu chín. Phục vụ với một chút nướng vụn bánh mì .

2. làm cho khoảng 40 perogies .

9. Công thức cơ bản của granola

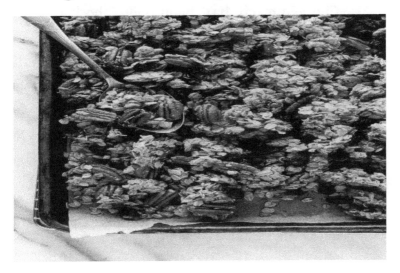

THÀNH PHẦN

- .300 g bột yến mạch.
- 100 g hạnh nhân nguyên hạt.
- 100 gram hạt hướng dương.
- 100 gram hạt bí.
- 50 gam vừng rang.
- 50 g nho khô
- 0,10 cl nước nóng.
- 50 g mật ong lỏng.
- 4 muỗng canh dầu hướng dương ép lạnh.
- 1 muỗng cà phê bột vani.
- 1 chút muối biển

SỰ CHUẨN BỊ

1. Bật lò nướng. 5/150°.
2. Cho yến mạch, hạt, hạnh nhân, nho khô, muối và vani vào tô.
3. Trộn nước nóng, mật ong và dầu và đổ vào bát.
4. Khuấy cho đến khi chất lỏng được hấp thụ và sau đó phết hỗn hợp lên khay nướng có lót giấy nướng.
5. Nấu trong 30 đến 45 phút, thỉnh thoảng khuấy. Để nguội và cho vào hộp.

10. Công thức bánh cơ bản

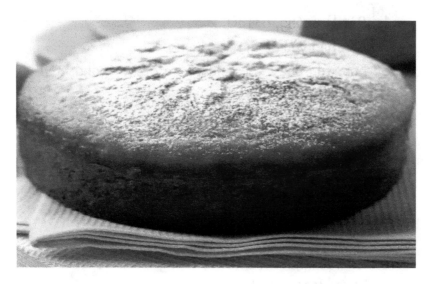

THÀNH PHẦN

- .100 g sô cô la đen.
- 200 g bơ + 1 quả hạch.
- 100 g đường + 1 ít.
- 4 quả trứng.100 g bột mì
- 0,50 g bột ngô.
- 30 g ca cao không đường.
- 1 muỗng cà phê bột nở.
- 1 muỗng cà phê bột vani hoặc quế

SỰ CHUẨN BỊ

1. Bật lò nướng. 6/180°.
2. Bơ chảo và rắc một ít đường.
3. Làm tan chảy sô cô la và bơ đã vỡ trong lò vi sóng hoặc nồi hơi đôi.
4. Đánh toàn bộ trứng và đường cho đến khi hỗn hợp chuyển sang màu trắng và trộn với sô cô la tan chảy và bơ.
5. Thêm bột mì, bột ngô, ca cao, bột nở, vani hoặc quế. Bạn có thể trộn bột này bằng máy xay thực phẩm hoặc máy trộn.
6. Đổ vào khuôn và nướng trong lò từ 30 đến 40 phút. Một mũi dao bị mắc kẹt ở trung tâm sẽ gần như khô.
7. Lật bánh lại và để nguội trên giá dây.

11. Công thức nấm Morel

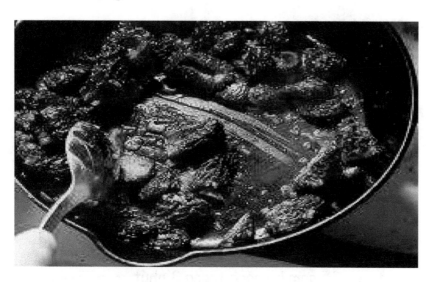

THÀNH PHẦN

- 0,250 g morels.
- 2 quả thận bê.
- 400 g bê tái.
- 75 gram bơ.
- rượu cô nhắc 5cl
- 0,15 cl kem chua.
- 4 vol au trút.
- muối thô.
- tiêu xay

SỰ CHUẨN BỊ

1. Loại bỏ phần đất của đạo đức, rửa sạch trong nhiều nước, để ráo nước và làm khô trong giấy thấm.
2. Ngâm bánh ngọt dưới dòng nước lạnh, chần qua nước muối loãng 5 phút rồi để ráo.
3. Mở thận, cắt thành khối, chiên trong 25 gram bơ nóng trong 8 phút.
4. Flambé với một nửa cognac.
5. Cắt bánh mì ngọt thịt bê và làm nâu chúng trong 25 gam bơ nóng trong 3 phút.
6. Flambé với phần còn lại của cognac, thêm một nửa crème fraîche , đun nóng trong 1 phút .
7. Chiên morels trong phần bơ còn lại trong 10 phút, để ráo nước rồi thêm phần kem còn lại.
8. Đổ ba chế phẩm, muối và hạt tiêu vào chảo xào, đun lửa nhỏ trong 3 phút.
9. Đặt phần chuẩn bị nóng vào lớp vỏ đã được làm nóng trước và dùng nóng.

12. Bánh mì nướng kiểu Pháp: công thức cơ bản

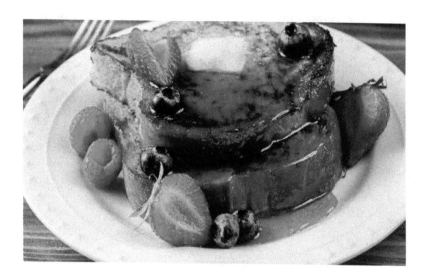

THÀNH PHẦN

- 0,50 cl sữa.
- 150 gam đường.
- 1 quả vani.
- 3 quả trứng
- .bột quế .
- 50 gram bơ.
- 10 lát bánh mì sandwich, bánh mì brioche cũ

SỰ CHUẨN BỊ

1. Đun nóng sữa, đường và vani đã cắt đôi và nạo vào nồi và ngâm trong 10 phút, đậy nắp.

2. Đánh trứng trong món trứng tráng với 1 chút quế.

3. Đun chảy một nửa bơ trong chảo, nhúng một nửa lát bánh mì vào sữa, sau đó nhúng vào trứng đã đánh và chiên vàng cả hai mặt trong chảo từ 6 đến 10 phút. Lặp lại thao tác cho các lát còn lại. Phục vụ ngay lập tức.

13. Công thức làm bánh quy chocolate chip

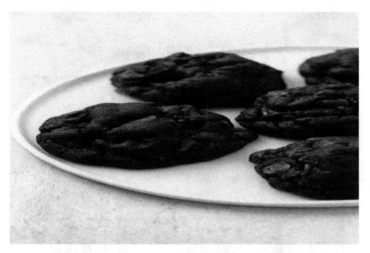

THÀNH PHẦN

- 200 gram sô cô la.
- 125 gam đường
- 125 g bột hạnh nhân.
- 3 lòng trắng trứng

SỰ CHUẨN BỊ

1. Làm nóng lò ở 180°C.
2. Làm tan chảy sô cô la trên lửa nhỏ.
3. Đánh lòng trắng trứng cho bông cứng, tiếp tục đánh, thêm đường và hạnh nhân xay vào.
4. Khuấy sô cô la.
5. Xếp thành từng đống nhỏ trên khay nướng.
6. Nướng trong 15 phút.

7. Thưởng thức bánh quy sô cô la chip nhỏ của bạn!

14. Escalivada : Công thức dã ngoại

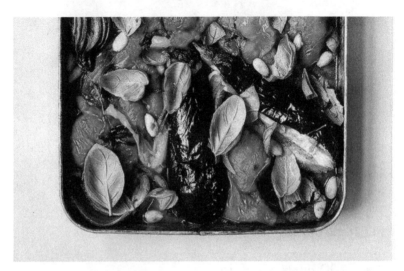

THÀNH PHẦN

- .2 quả cà tím.
- 2 quả bí xanh.
- 1 quả ớt xanh.
- 1 quả ớt chuông đỏ
- .6 củ hành mới.
- banyul 2 dl Giấm
- 2 dl dầu ô liu.
- Muối

Phục vụ :

- .lát bánh mì nướng
- .anchovy philê trong dầu ô liu

SỰ CHUẨN BỊ

Bật lò nướng ở 210°C (th. 7). Rửa sạch cà tím, bí xanh và ớt rồi đặt lên trên hành tây mà không bóc vỏ. Trượt khay nướng vào lò nướng. Đếm

1. Trong khoảng thời gian từ 30 đến 50 phút, lật và quan sát các loại rau: cà tím chín khi chúng mềm dưới ngón tay, ớt và hành khi vỏ có màu nâu.

Bóc

1. Khi chúng còn âm ấm, các loại rau cắt ớt và cà tím thành dải dài, hành tây và bí xanh cắt đôi theo chiều dọc.

Cắt đi

1. Đặt rau vào bát salad hoặc hộp kín. Che chúng bằng dầu và giấm. Muối và trộn nhẹ nhàng. Phục vụ escalivada ở nhiệt độ phòng hoặc lạnh, kèm theo nướng lát bánh mì và cá cơm phi lê .

15. Bánh sô cô la - Công thức dễ dàng

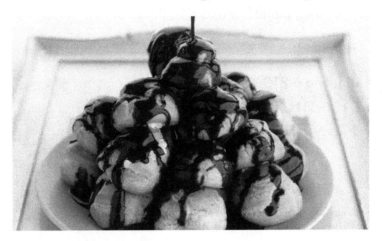

THÀNH PHẦN

- .cho 40 viên than tròn nhỏ.
- một ổ cắm 1,5 cm.

cho kem bánh ngọt:.

- bánh trứng
- .è 15 cl kem tươi.

cho nước sốt sô cô la: .

- 150 g sô cô la đen.sữa

SỰ CHUẨN BỊ

1. Nhẹ nhàng khuấy 15 cl kem tươi vào kem bánh ngọt bằng máy đánh trứng để làm sáng kem.

2. Sau đó, sử dụng túi bắt kem có gắn với đầu hút 1,5 cm, đổ đầy 40 nhát và cho vào tủ lạnh.

2. 3. Đun chảy sô cô la trong chảo trên lửa nhỏ, thêm sữa vào, cho đến khi tạo thành nước sốt sánh mị n.

3. Xếp bắp cải theo hình kim tự tháp trong đĩa và phủ nước sốt âm ấm lên trên.

4. Bánh tráng sô cô la của bạn đã sẵn sàng, hãy thưởng thức!

5. Khám phá các lựa chọn công thức của chúng tôi: công thức sô cô la lễ hội, công thức bánh sô cô la, công thức kẹo ...

16. Tartiflette - Công thức từ Chalet De Pierres

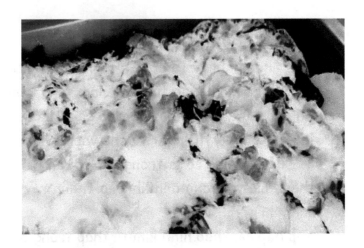

THÀNH PHẦN

- 1 kg khoai tây 1 củ hành tây.
- 200 g thịt xông khói 1 miếng reblochon nông dân
- 1 muỗng canh (các) crème fraîche (tùy chọn).
- 1 muỗng canh dầu thực vật (hướng dương, đậu phộng)
- 10 gram bơ

SỰ CHUẨN BỊ

1. Luộc khoai tây còn vỏ trong nồi nước sôi.

2. Trong thời gian này, bóc vỏ và cắt lát hành tây, phi trong dầu nóng rồi thêm thị t xông khói và nâu, đảo thường xuyên.

3. Làm nóng lò trước d. 8/220°. Bơ một đĩa gratin (hoặc gang), đổ một nửa khoai tây và thêm một nửa hỗn hợp hành tây-thị t xông khói, phần còn lại của khoai tây và phần còn lại của hành tây-thị t xông khói .

4. Làm mị n bề mặt, thêm kem (tùy chọn) và đặt toàn bộ reblochon vào giữa. Tiêu xay và cho vào lò nướng cho đến khi mặt trên của bánh tartiflette có màu nâu đẹp mắt. Phục vụ ngay lập tức .

17. Công thúc bánh hạnh nhân cổ điển

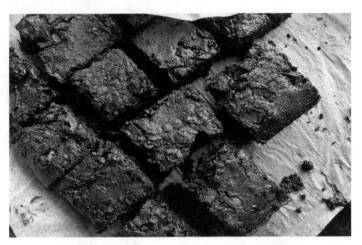

THÀNH PHẦN

- 0,125 g bơ.
- 150 gam đường.
- 4 quả trúng.
- 125 gram sô cô la
- 0,50 g bột mì.
- men.
- kem đường

SỰ CHUẨN BỊ

1. Làm nóng lò trước ở mức 6 - 7 (180° -200°).
2. Đun chảy bơ trong chảo trên lửa rất thấp.
3. Trộn bơ tan chảy với đường trong một cái bát.
4. Thêm trứng.
5. Trong một cái chảo ở nhiệt độ rất thấp, làm tan chảy sô cô la đã cắt thành hình vuông và thêm vào hỗn hợp của bạn.
6. Thêm bột trộn với muối và bột nở.
7. Trộn đều mọi thứ (50 vòng / phút)
8. Cho hỗn hợp vào khuôn đã phết bơ kỹ. Lý tưởng nhất là khuôn gốm hình vuông khoảng 20 x 25 phân . sử dụng .
9. Đặt vào lò nướng trong 30 đến 35 phút. Brownie không nên quá chín.
10. Để nguội, rắc đường bột để có phần trên trắng đẹp hơn và cắt thành miếng vuông (ví dụ: 2 cm x 2 cm).

18. Speculoos , đơn giản hóa công thức

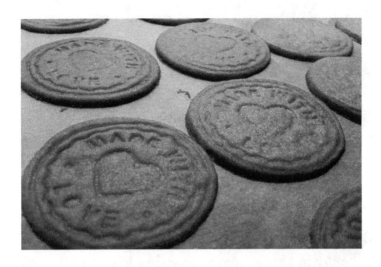

THÀNH PHẦN

- 0,250 g bơ.
- 350 g bột mì, rây mịn.
- 200 g đường nâu
- 0,5 g bột nở.

- 1 quả trứng.
- 1 thìa muối

SỰ CHUẨN BỊ

1. thời gian chờ 12 giờ để chuẩn bị bánh gừng cần thiết .

2. Trộn 40 g bột mì, bột nở và muối trong hộp thứ nhất.

3. Làm tan chảy bơ.

4. Cho vào hộp thứ hai, thêm đường nâu, trứng và trộn mạnh. Sau đó thêm phần còn lại của bột trong khi khuấy. Trộn tất cả mọi thứ và để trong tủ lạnh trong 12 giờ.

5. Sau khi chờ 12 giờ, bơ nướng tấm.

6. Cán mỏng bột với độ dày tối thiểu (tối đa 3 mm) và cắt thành hình tùy thích.

7. Nướng mọi thứ trong 20 phút, xem nấu ăn.

8. Để lại các speculoos tốt nhất hạ nhiệt cho bữa tối ! _

19. Trứng bác của húng quế và bơ

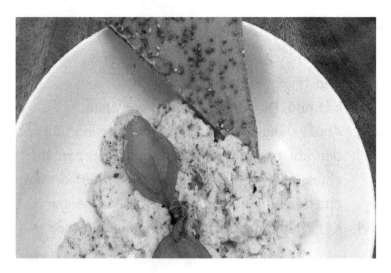

THÀNH PHẦN

- 2 muỗng canh . Bơ
- 2 quả trứng
- 2 muỗng canh. kem (hoặc kem) để lắp ráp
- muối và tiêu đen xay
- 80ml (38g) phô mai cheddar nạo
- 2 muỗng canh. húng quế sạch

SỰ CHUẨN BỊ

1. Đun chảy bơ trong chảo trên lửa nhỏ.
2. Cho trứng, kem, phô mai và rau thơm vào một bát nhỏ. Đánh nhẹ và thêm vào chảo.
3. Khuấy bằng thìa từ các cạnh vào trung tâm cho đến khi trứng được đánh bông. Nếu bạn thích chúng mềm và kem, hãy khuấy ở nhiệt độ thấp cho đến khi chúng đạt được độ đặc mong muốn.
4. Kết thúc bằng cách rắc húng quế lên trên.

20. Ức gà tỏi

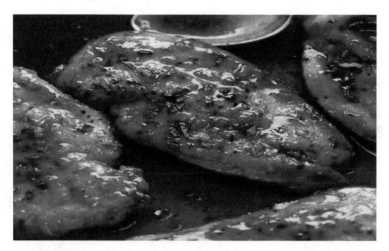

THÀNH PHẦN

- 2 chén dầu ô liu
- 4 muỗng canh tỏi, thái lát mỏng
- 1 cốc ớt guajillo , thái lát cắt
- 4 miếng phi lê gà
- 1 nhúm muối
- 1 nhúm tiêu
- 1/4 chén mùi tây, xắt nhỏ, để trang trí

SỰ CHUẨN BỊ

1. Đối với tỏi, trong một cái bát, trộn đầu với tỏi, ớt guajillo, thị t gà và ướp trong 30 phút. Sự đặt chỗ.

2. Làm nóng chảo trên lửa vừa, cho thị t gà với nước xốt vào nấu trên lửa vừa trong khoảng 15 phút hoặc cho đến khi tỏi có màu vàng nâu và thị t gà chín. Nêm với muối và hạt tiêu. Phục vụ và trang trí với rau mùi tây xắt nhỏ.

21. Thịt lợn Chicharron A La Mexico

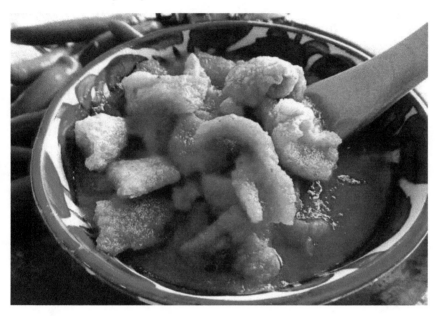

THÀNH PHẦN

- 1 muỗng canh dầu
- 1/4 củ hành tây, phi lê
- 3 ớt serrano, thái lát
- 6 quả cà chua, thái hạt lựu
- 1/2 chén nước dùng gà
- 3 chén da heo
- đủ muối
- đủ tiêu
- đủ rau mùi tươi, trong lá, để trang trí
- đủ đậu, từ lọ, để đi kèm
- đủ bánh ngô, để đi kèm

SỰ CHUẨN BỊ

1. Trong một cái chảo sâu lòng, phi hành tây và ớt với một ít dầu cho đến khi sáng bóng. Thêm cà chua và nấu trong 5 phút, sau đó thêm nước dùng gà và đun sôi. Thêm bì lợn, nêm muối và hạt tiêu, phủ lá rau mùi và nấu trong 10 phút.
2. Phục vụ và trang trí với lá rau mùi.
3. Đi kèm với đậu nồi và bánh ngô.

22. Gà nhồi nopales

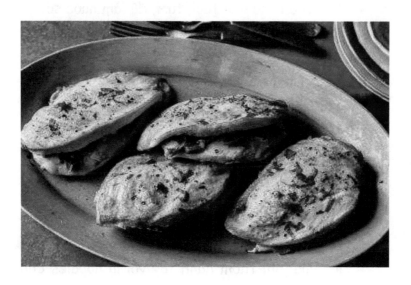

THÀNH PHẦN

- 1 muỗng canh dầu
- 1/2 chén hành trắng, phi lê
- 1 cốc nopal , dạng dải cắt và nấu chín
- đủ muối
- đủ oregano
- đủ tiêu
- 4 ức gà, dẹt
- 1 chén phô mai Oaxacan, cắt nhỏ
- 1 muỗng canh dầu, cho nước sốt
- 3 tép tỏi, băm nhỏ, để làm nước sốt
- 1 củ hành trắng, cắt làm 8 phần, để làm nước sốt

- 6 quả cà chua, cắt làm tư, để làm nước sốt582
- 1/4 chén rau mùi tươi, tươi, để làm nước sốt
- 4 quả ớt guajillo, cho nước sốt
- 1 muỗng canh hạt tiêu, cho nước sốt
- 1 chén nước dùng gà, để làm nước sốt
- 1 nhúm muối, cho nước sốt

SỰ CHUẨN BỊ

1. Đối với nhân bánh, làm nóng chảo với dầu trên lửa vừa, phi thơm hành tây với lá nopales cho đến khi chúng không còn chảy nước dãi, nêm muối, hạt tiêu và lá oregano. đặt phòng .

2. Đặt ức gà lên đĩa có phủ nopales và pho mát Oaxaca, cuộn lại và nêm muối, tiêu và một ít lá oregano. trong trường hợp đó yêu cầu ghim với một tăm xỉa răng .

3. Làm nóng vỉ nướng ở nhiệt độ cao và nấu các cuộn gà cho đến khi chín. Cắt bánh làm đôi và giữ ấm.

4. Đối với nước sốt, làm nóng chảo với dầu trên lửa vừa, phi tỏi với hành tây cho đến khi vàng nâu, thêm cà chua, rau mùi, ớt guajillo, hạt tiêu, hạt rau mùi. Nấu trong 10 phút, cho nước dùng gà vào, nêm muối và nấu thêm 10 phút nữa. Làm mát một chút.

5. Trộn nước sốt cho đến khi bạn có được một hỗn hợp đồng nhất. Bày ra đĩa như một chiếc gương, cho thị t gà lên trên và thưởng thức.

23. Bánh mì thịt nhỏ với thịt xông khói

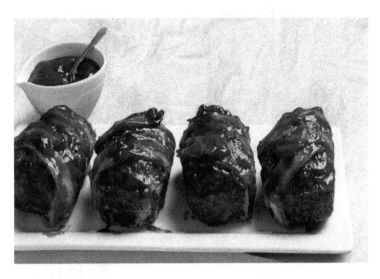

THÀNH PHẦN

- 1 kg thịt bò bằm
- 1/2 chén bánh mì xay
- 1 quả trứng
- 1 chén hành tây, thái nhỏ
- 2 muỗng canh tỏi, thái nhỏ
- 4 muỗng canh sốt cà chua
- 1 muỗng canh mù tạt
- 2 muỗng cà phê mùi tây, thái nhỏ
- đủ muối
- đủ tiêu
- 12 lát thịt xông khói
- đủ nước sốt cà chua, để véc ni
- đủ mùi tây, để trang trí

SỰ CHUẨN BỊ

1. Làm nóng lò ở 180°C.

2. Trộn thịt bò băm với vụn bánh mì, trứng, hành, tỏi, sốt cà chua, mù tạt, rau mùi tây, muối và hạt tiêu trong một cái bát.

3. Lấy khoảng 150 g hỗn hợp thịt và dùng tay nặn thành hình tròn. Bọc thịt xông khói và đặt trên một tấm nướng mỡ hoặc giấy sáp. Chải mặt trên của bánh nướng nhỏ và thịt xông khói bằng nước sốt cà chua.

4. Nướng trong 15 phút hoặc cho đến khi thịt chín và thịt xông khói có màu vàng nâu.

5. Ăn với rau mùi tây, kèm theo salad và mì ống.

24. Gà dây phô mai

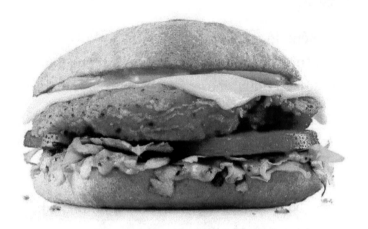

THÀNH PHẦN

- 1/2 chén chorizo, vỡ vụn
- 1/2 chén thị t xông khói, xắt nhỏ
- 2 muỗng canh tỏi, thái nhỏ
- 1 củ hành tím, cắt miếng

- 2 ức gà, không da, không xương, thái hạt lựu
- 1 chén nấm, phi lê
- 1 quả ớt chuông vàng, thái hạt lựu
- 1 quả ớt chuông đỏ, thái hạt lựu
- 1 quả ớt chuông, cam cắt miếng
- 1 quả bí ngô, cắt thành nửa mặt trăng
- 1 chút muối và hạt tiêu
- 1 chén phô mai Manchego, nạo
- hương vị của bánh ngô, để đi cùng
- để hương vị của nước sốt, đi kèm
- để hương vị của chanh, để đi cùng

SỰ CHUẨN BỊ

1. Làm nóng chảo trên lửa vừa và chiên chorizo và thịt xông khói cho đến khi vàng nâu. Thêm tỏi và hành tây và nấu cho đến khi trong suốt. Thêm thịt gà, nêm muối và hạt tiêu và chiên cho đến khi vàng nâu.

2. Sau khi gà chín, cho từng loại rau vào, nấu trong vài phút trước khi cho rau tiếp theo. Cuối cùng cho phô mai vào đun thêm 5 phút cho tan chảy, nêm nếm lại gia vị.

3. Dọn sợi thật nóng cùng với bánh ngô, salsa và chanh.

25. Keto Taquitos De Arrachera

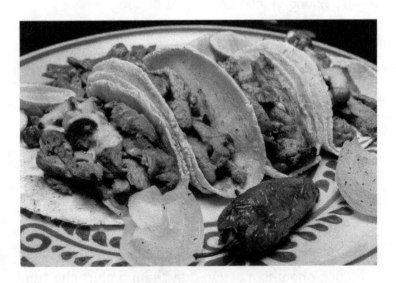

THÀNH PHẦN

- 3/4 chén bột hạnh nhân, 40 g, rây mị n, để làm bánh tortilla
- 1 cốc San Juan® Protein, 375 ml

- 1 muỗng cà phê bột nở , 3 g, rây cho món trứng tráng
- bẩn thỉu hương vị của muối , cho món trứng tráng
- bẩn thỉu hương vị của hạt tiêu , cho món trứng tráng
- đầy đủ bình xị t nấu ăn , cho món trứng tráng
- 1/4 củ hành tây, cho nước sốt
- 1 tép tỏi, cho nước sốt
- 1/2 chén dưa chuột, không có vỏ hoặc hạt, thái hạt lựu, để làm nước sốt
- 2 quả bơ, chỉ lấy thị t, để làm nước sốt
- 2 quả ớt serrano, không có đuôi, để làm nước sốt
- 3/4 chén rau mùi, lá, cho nước sốt
- 3 muỗng canh bạc hà, lá, cho nước sốt
- 3 muỗng canh nước cốt chanh, cho nước sốt
- 3 muỗng canh nước, cho nước sốt
- muối để nếm, cho nước sốt
- hạt tiêu cho vừa ăn, cho nước sốt
- 2 muỗng canh dầu ô liu, cho thị t
- 1/2 chén hành tây, dải, cho thị t
- 500 gram bít tết sườn, cắt thành dải vừa
- để nếm muối, cho thị t
- để nếm hạt tiêu, cho thị t
- đủ hành tím ngâm chua ăn kèm
- để nếm hạt tiêu serrano, thái lát, đi kèm
- đủ lá rau mùi, để đi kèm

SỰ CHUẨN BỊ

1. Sử dụng một quả bóng bay, trộn bột hạnh nhân với Lòng trắng trứng San Juan® trong một cái bát và bột nở cho đến khi hòa quyện, bạn sẽ nhận thấy rằng lòng trắng trứng sẽ hơi xốp, nêm muối và hạt tiêu và hoàn tất quá trình hòa trộn.

2. Cho một ít bình xịt nấu ăn vào chảo tanh (tốt nhất là kích thước bạn muốn làm bánh ngô) thêm một ít hỗn hợp và nấu trên lửa nhỏ, khi bề mặt bắt đầu nổi bong bóng nhỏ, dùng thìa lật bánh tortilla và nấu trong một thời gian. vài phút nữa. Lặp lại cho đến khi bạn hoàn thành với hỗn hợp. Giữ ấm cho đến khi sử dụng.

3. Đối với nước sốt, trộn hành tây với tỏi, dưa chuột, bơ, tiêu serrano, rau mùi, bạc hà, nước cốt chanh, nước, muối và hạt tiêu cho đến khi hòa quyện. Dự trữ cho đến khi sử dụng.

4. Đổ dầu ô liu vào chảo nóng, phi hành tây cho đến khi trong suốt rồi chiên sườn bít tết trên lửa vừa trong 8 phút, nêm muối và tiêu.

5. Chuẩn bị tacos của bạn! Phết nước sốt lên bánh tortilla, xếp bít tết sườn thành dải, ăn kèm với hành ngâm chua, lát serrano và ngò.

26. Hình nền cá Keto Mexico

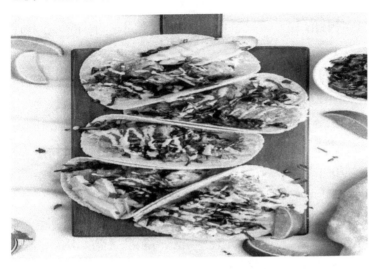

THÀNH PHẦN

- 4 miếng phi lê cá hồng mỗi miếng 280 g
- để hương vị của bột tỏi
- nếm muối
- để hương vị của hạt tiêu
- 2 ớt chuông, cắt thành dải
- 2 ớt cuaresmeño , thái nhỏ
- nhiều epazote , trong lá
- đủ lá chuối, nướng
- 2 miếng bơ, cho guacamole
- 3 muỗng canh nước cốt chanh, cho guacamole
- 1/4 chén hành tây, thái nhỏ, cho guacamole
- 2 muỗng canh rau mùi, thái nhỏ, cho guacamole
- 2 muỗng cà phê dầu

SỰ CHUẨN BỊ

1. Nêm phi lê cá hồng với bột tỏi, muối và hạt tiêu.

2. Đặt phi lê cá diêu hồng lên lá chuối, rắc thêm tiêu, tiêu cuaresmeño và epazote _ lá .

3. Bọc cá bằng lá chuối và gói lại như bánh tamale, đặt vào nồi hấp và nấu trên lửa nhỏ trong 15 phút.

4. Trong một cái bát dùng nĩa, nghiền bơ guacamole thành hỗn hợp nhuyễn, thêm nước cốt chanh, hành tây, nêm muối, tiêu, thêm rau mùi và trộn đều.

5. Dọn ra đĩa, kèm theo guacamole. Thưởng thức.

27. Tacos gà ít carb

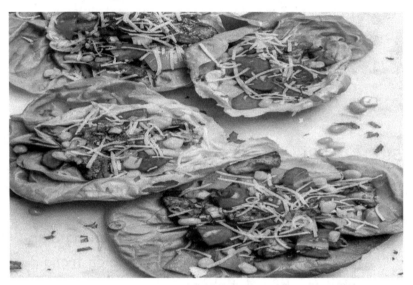

THÀNH PHẦN

- 1/2 chén bí ngô, Ý, thái lát
- 1 chén bột hạnh nhân
- 2 muỗng canh bột bắp
- 4 quả trứng
- 1 1/2 cốc sữa
- nếm muối
- đầy đủ Dầu phun Nutrioli ® , cho bánh ngô
- đủ dầu phun Nutrioli® để phủ fajitas làm bánh
- 1 chén hành tây, thái hạt lựu
- 2 chén thị t gà, hình khối
- 1/2 chén ớt chuông xanh, thái hạt lựu
- 1/2 chén ớt chuông đỏ, thái hạt lựu

- 1/2 chén ớt chuông vàng, thái hạt lựu
- 1 chén phô mai Manchego, nạo
- đủ rau mùi, để trang trí
- đủ chanh, để đi kèm
- nhiều nước sốt xanh, đi kèm

SỰ CHUẨN BỊ

1. Trộn bí ngô , bột hạnh nhân , bột ngô, trứng, sữa và muối .
2. Cho Dầu Xị t Nutrioli ® vào chảo chống dính và dùng thìa tạo hình bánh ngô. Chiên trong 3 phút mỗi bên. đặt phòng .
3. Trong chảo trên lửa vừa, thêm Dầu phun Nutrioli®, hành tây, thị t gà, muối và hạt tiêu. và nấu trong 10 phút .
4. Thêm ớt và nấu trong 5 phút; thêm phô mai và nấu cho đến khi tan chảy.
5. Tạo hình bánh tét, trang trí với rau mùi và dùng với chanh và nước sốt xanh.

28. Quinoa Yakimeshi

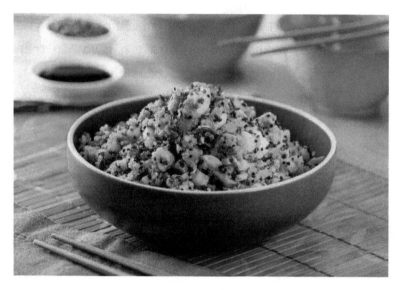

THÀNH PHẦN

- 1 chén quinoa ba màu hữu cơ Goya
- 1 1/2 cốc nước
- nếm muối
- 1 muỗng canh dầu ô liu
- 1 muỗng canh hẹ
- 1 muỗng canh hành tây
- 1/2 chén cà rốt
- 1/2 chén bí ngô
- 1 1/2 chén gà
- 1 quả trứng
- 1/4 chén nước tương
- đủ hẹ, để trang trí

SỰ CHUẨN BỊ

1. Trong một cái nồi nhỏ, thêm Quinoa hữu cơ ba màu Goya, nước và muối. Đậy nắp và nấu trên lửa nhỏ trong 20 phút. Sự đặt chỗ.

2. Trong chảo thêm dầu ô liu, thêm hành tây, hẹ, cà rốt và bí ngô. Thêm thị t gà và nấu trong 10 phút.

3. Tạo một vòng tròn ở giữa chảo và đổ trứng vào, trộn cho đến khi chín và hòa quyện.

4. Thêm Quinoa hữu cơ ba màu Goya, nước tương và trộn.

5. Trang trí với hẹ và dùng nóng.

29. Salad cá ngừ cuộn dưa leo

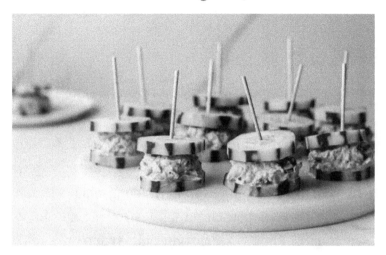

THÀNH PHẦN

- 1 quả dưa chuột
- 1 chén cá ngừ đóng hộp, để ráo nước
- 1 quả bơ, thái hạt lựu
- 1/4 chén sốt mayonaise
- 1 thìa nước cốt chanh
- 1/4 chén cần tây
- 2 muỗng canh ớt xay
- 1 cuaresmeno hạt tiêu , thái nhỏ
- đủ muối
- đủ tiêu

SỰ CHUẨN BỊ

1. Sử dụng dụng cụ gọt vỏ rau củ, cắt dưa chuột và loại bỏ những lát mỏng.

2. cốt chanh , cần tây, khoai tây chiên xay, tiêu cuaresmeño và nêm muối và hạt tiêu .

3. Đặt một ít cá ngừ lên một trong những thanh dưa chuột, cuộn lại và lặp lại với tất cả những thanh khác. Phục vụ và trang trí với cuaresmeño hạt tiêu .

30. Ceviche nhồi bơ với Habanero

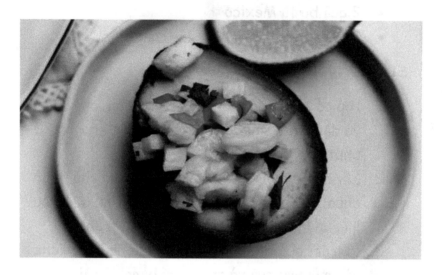

THÀNH PHẦN

- 400 gram cá trắng, cắt khối vuông
- 1/2 cốc nước cốt chanh
- 1/4 cốc nước cam
- 1/2 muỗng canh dầu ô liu
- 1 quả dưa chuột, với da, thái hạt lựu
- 2 quả cà chua, thái hạt lựu
- 1 quả cà chua, thái hạt lựu
- 2 ớt habanero, thái nhỏ
- 1/4 củ hành tím, thái nhỏ
- 1/2 chén dứa, thái hạt lựu
- 1/4 chén rau mùi tươi, thái nhỏ
- 1 muỗng canh giấm táo
- 1/2 muỗng cà phê muối

- 1 muỗng cà phê tiêu trắng, xay
- 2 quả bơ từ Mexico
- 1 củ cải, thái lát mỏng, để trang trí

SỰ CHUẨN BỊ

1. Ướp cá trong bát với nước cốt chanh, nước cam và dầu ô liu, sau đó cho vào tủ lạnh khoảng 20 phút.
2. Lấy cá ra khỏi tủ lạnh và trộn với dưa chuột, cà chua, cà chua, ớt habanero, hành tím, dứa, rau mùi, giấm táo và nêm muối và tiêu trắng.
3. Cắt đôi quả bơ, bỏ hạt và vỏ, đổ nhân ceviche vào mỗi nửa quả và trang trí bằng củ cải.

31. Bánh sô cô la Keto

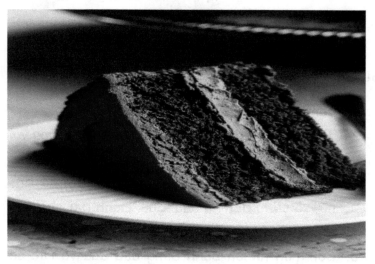

THÀNH PHẦN

- 10 quả trứng
- 1 1/4 chén trái cây nhà sư
- 1 chén bột dừa
- 1 cốc ca cao
- 1/2 chén nước cốt dừa
- 1 muỗng canh baking soda
- 1 muỗng canh bột nở
- 1 cốc sô cô la đen, tan chảy
- 1/2 chén dầu dừa, tan chảy
- đầy đủ dầu dừa , để bôi trơn
- đủ ca cao, cho hình dạng
- 1/2 chén nước cốt dừa
- 1 chén sô cô la đen

- 1 cốc hạnh nhân , phi lê , để trang trí _
- 1 chén quả mâm xôi , để trang hoàng
- đủ sô cô la, ở dạng bào, để trang trí

SỰ CHUẨN BỊ

1. Làm nóng lò ở 170°C.
2. Trong một bát máy xay sinh tố, đánh trứng với trái nhà sư cho đến khi tăng gấp đôi, dần dần thêm bột dừa, ca cao, nước cốt dừa, bột nở, bột nở, sô cô la đen và dầu. dừa. Đánh bại cho đến khi kết hợp và có một đồng nhất hỗn hợp .
3. Bôi trơn khuôn bánh bằng dầu dừa và rắc ca cao.
4. Đổ hỗn hợp bánh vào và nướng trong 35 phút hoặc cho đến khi tăm sạch. Để nguội và tháo khuôn.
5. Đun nóng nước cốt dừa trong nồi trên lửa vừa trước khi cho bitum vào, thêm sô cô la đen và khuấy đều cho đến khi tan chảy hoàn toàn. Làm mát và dự trữ.
6. Đánh kem cho đến khi nó tăng gấp đôi kích thước.
7. Phủ bitum lên bánh, trang trí với hạnh nhân nướng, quả mâm xôi và sô cô la chip.
8. Cắt một lát và thưởng thức.

32. Marielle Henaine

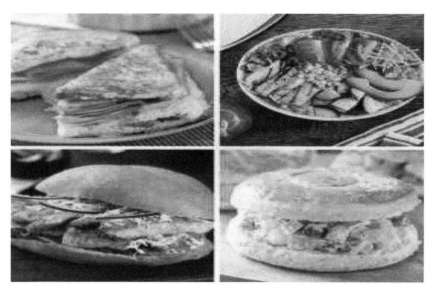

THÀNH PHẦN

- đủ nước
- đủ muối
- 2 chén súp lơ, cắt thành miếng nhỏ
- 1 chén pho mát kem
- 1/3 chén bơ
- 1 muỗng canh oregano
- đủ muối
- tiêu trắng vừa đủ
- hẹ vừa đủ

SỰ CHUẨN BỊ

1. Trong một nồi nước sôi, thêm muối và súp lơ, nấu cho đến khi mịn. Xả và để nguội.
2. Cho súp lơ, phô mai kem, bơ, muối và tiêu vào máy xay. Xử lý cho đến khi bạn có được một hỗn hợp nhuyễn mịn.
3. Cho hỗn hợp nhuyễn vào nồi đun trên lửa vừa cho đặc lại, nêm nếm vừa ăn và ăn kèm với hẹ cắt nhỏ.

33. Su su chúa đầy salpicon

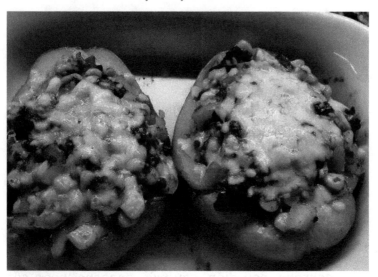

THÀNH PHẦN

- đủ nước
- 1 nhúm muối
- 2 quả su su , gọt vỏ và giảm một nửa
- 1 1/2 chén ức bò, nấu chín và cắt nhỏ
- 1/4 chén hành tím, thái nhỏ
- 2 quả cà chua xanh, thái hạt lựu
- 2 ớt serrano ngâm, thái lát
- 1 chén rau diếp, thái nhỏ
- 1 muỗng canh oregano, sấy khô
- 1/4 cốc nước cốt chanh
- 2 muỗng canh dầu ô liu
- 1 muỗng canh giấm trắng

- nhúm muối
- đủ tiêu
- 1/2 quả bơ, thái lát

SỰ CHUẨN BỊ

1. Nấu su su trong nồi nước sôi và muối cho đến khi mềm, khoảng 15 phút. Xóa , để lại làm khô hạn và dự trữ .

2. Gọt vỏ su su trên thớt và dùng thìa thái nhỏ phần nhân.

3. Đối với salpicón, trong một cái bát, trộn thịt băm nhỏ với hành tím, cà chua xanh, tiêu serrano, rau diếp, rau mùi, oregano, nước cốt chanh, dầu ô liu, giấm, su su và đổ đầy muối và hạt tiêu .

4. Đổ đầy su su với salpicón và trang trí với quả bơ.

34. Cơm súp lơ gà

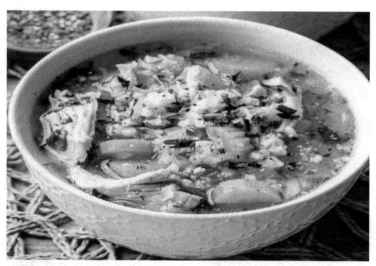

THÀNH PHẦN

- 2 lít nước
- 1 ức gà, không xương và không da
- 1 tép tỏi
- 2 lá nguyệt quế
- đủ muối
- 1 súp lơ, cắt thành miếng nhỏ
- 2 quả su su , bóc vỏ và trong khối cắt
- 2 quả bí ngô, thái hạt lựu
- 2 ớt serrano, thái nhỏ
- đủ bơ, thái lát, để phục vụ
- đủ rau mùi tươi, thái nhỏ, để phục vụ
- đủ chanh, để phục vụ

SỰ CHUẨN BỊ

1. Đối với nước dùng, đun nóng nước trong chảo và nấu ức gà với tỏi, lá nguyệt quế và muối. Đậy nắp và nấu cho đến khi ức chín, khoảng 40 phút.

2. Lấy phi lê gà ra, để nguội và xé nhỏ. Lọc nước dùng gà để loại bỏ tạp chất và chất béo.

3. Nghiền súp lơ trong máy xay thực phẩm cho đến khi những miếng rất nhỏ có độ đặc như "gạo".

4. Đun sôi nước kho trở lại, đậy nắp lại, khi nước sôi cho su su vào và nấu trong vài phút mà không đậy nắp nồi. Thêm bí ngô và hạt tiêu serrano, nấu cho đến khi mềm. Khi rau chín, cho súp lơ và thịt gà vào, nấu thêm 5 phút. và nêm nếm vừa ăn .

5. Phục vụ nước dùng gà với bơ, rau mùi và một vài giọt chanh.

35. Xà lách trộn và thịt gà

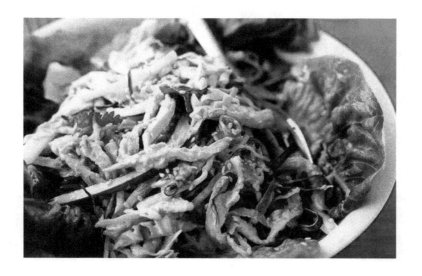

THÀNH PHẦN

- 1 ức gà, nấu chín và xé nhỏ
- 1 đầu bắp cải trắng, cắt thành dải
- 1 chén sốt mayonaise
- 2 muỗng canh mù tạt
- 1 muỗng canh giấm trắng
- đủ muối
- đủ tiêu

SỰ CHUẨN BỊ

1. Trong một cái bát, trộn thịt gà với bắp cải, sốt mayonnaise, mù tạt, giấm và nêm muối và hạt tiêu.
2. Phục vụ và thưởng thức.

36. Gà nướng sốt guajillo

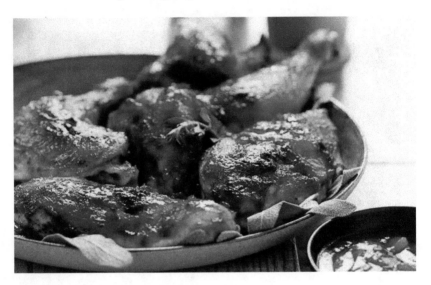

THÀNH PHẦN

- 2 tép tỏi
- ớt guajillo , bỏ ruột và gieo
- 1 chén bơ, ở nhiệt độ phòng
- 1 muỗng canh bột hành
- 1 muỗng canh oregano, sấy khô
- 1 thìa muối
- 1/2 muỗng canh tiêu
- 1 con gà còn da, làm sạch, cắt bướm (1,5kg)

SỰ CHUẨN BỊ

84

1. Làm nóng lò nướng ở nhiệt độ 220°C.
2. Nướng tỏi và ớt guajillo trong một cái bát. Loại bỏ và trộn cho đến khi bạn nhận được một đẹp bột được .
3. Trong một cái bát, trộn bơ với bột ớt guajillo và tỏi, bột hành, lá oregano, muối và hạt tiêu.
4. Phết hỗn hợp bơ lên tất cả các mặt của gà, kể cả giữa da và thị t. Đặt nó lên khay nướng và nướng trong 45 phút.
5. Lấy gà ra khỏi lò, phết bơ lần nữa và giảm nhiệt độ lò xuống 180°C.
6. Nướng lại trong 15 phút hoặc cho đến khi chín. Lấy ra và phục vụ, kèm theo một món salad xanh.

37. Cơm cải xanh Poblano

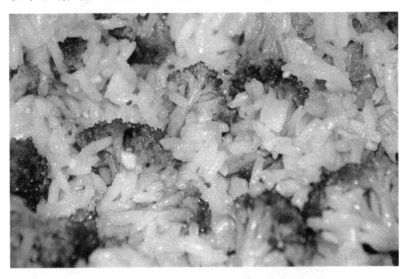

THÀNH PHẦN

- 1 bông cải xanh, (1 1/2 chén) cắt thành miếng nhỏ
- 1 tép tỏi
- 2 quả ớt poblano, tatemados , mồ hôi , không có tờ giấy và không có hạt giống
- 1/2 chén nước luộc rau
- 1 muỗng canh bột hành
- đủ muối
- 1 muỗng canh dầu
- 1 cốc poblano rajas
- đủ rau mùi tươi, để trang trí

SỰ CHUẨN BỊ

1. Cho bông cải xanh vào máy xay và xay nhuyễn cho đến khi có độ đặc như "cơm".

2. Trộn tỏi với ớt poblano, nước dùng rau củ, bột hành tây và muối thành một đồng nhất hỗn hợp
.

3. Đun nóng dầu trong chảo trên lửa vừa và nấu bông cải xanh trong vài phút. Thêm hỗn hợp trước đó và lát, nấu trên lửa nhỏ cho đến khi chất lỏng được tiêu thụ. Các loại thảo mộc chính xác.

4. Phục vụ cơm trang trí với rau mùi.

38. Bí ngô nhồi salad gà sốt kem

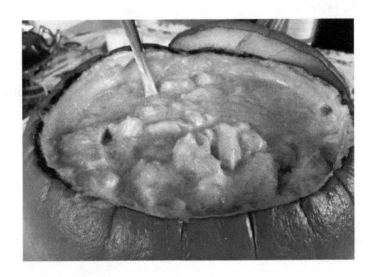

THÀNH PHẦN

- đủ nước
- đủ muối
- 4 quả bí xanh, kiểu Ý
- 2 chén thị t gà, nấu chín và xé nhỏ

- 1/3 chén sốt mayonnaise, ớt
- 1 muỗng canh mù tạt, màu vàng
- 1/4 chén rau mùi tươi, thái nhỏ
- 1/2 chén cần tây, thái nhỏ
- 1/2 chén thịt xông khói, chiên và xắt nhỏ
- 1 muỗng canh bột hành
- 1/2 muỗng canh bột tỏi
- đủ muối
- đủ tiêu
- đủ rau mùi tươi, lá, để trang trí

SỰ CHUẨN BỊ

1. Đun nước muối trong chảo, khi nước sôi thì cho bí vào nấu trong 5 phút. Xả và để nguội.

2. Đối với salad, trộn thịt gà xé với sốt mayonnaise (trộn sốt mayonnaise với bột ớt khô là xong), mù tạt, rau mùi, cần tây, thịt xông khói chiên, bột hành, bột tỏi , muối . và hạt tiêu .

3. Dùng dao cắt các đầu của quả bí ngô, bổ đôi theo chiều dọc và dùng thìa khoét rỗng.

4. Đổ đầy bí ngô với món salad và trang trí với rau mùi tươi. Nó phục vụ.

39. Salad Arrachera với mỹ dấm thảo mộc

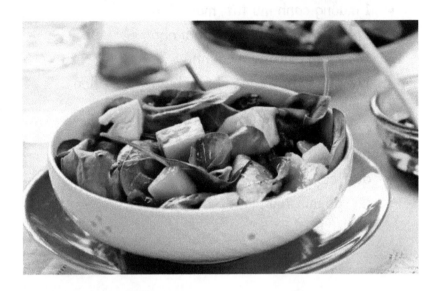

THÀNH PHẦN

- 400 gram sườn bít tết, ở dạng khối
- đủ muối
- đủ tiêu
- 1 muỗng canh dầu ô liu
- 3 muỗng canh giấm trắng, cho vinaigrette
- 1/2 muỗng canh mù tạt Dijon, cho dầu dấm
- 1/2 muỗng canh hương thảo tươi, cho vinaigrette
- 1/2 muỗng canh húng tây khô, cho dấm
- 1/2 muỗng canh oregano khô, cho vinaigrette
- 1/2 chén dầu ô liu, cho dầu dấm
- 2 chén rau diếp trộn, cho món salad

- 1 chén rau bina bé
- 1 chén tim atisô, giảm một nửa

SỰ CHUẨN BỊ

1. Nêm miếng bít tết với muối và hạt tiêu và nấu trong chảo trên lửa vừa với dầu ô liu để hoàn thành mong muốn. Ghi lại và dự trữ.

2. Đối với giấm, trộn giấm trắng với mù tạt, hương thảo, húng tây, oregano, muối và hạt tiêu. Không ngừng trộn, thêm dầu ô liu ở dạng sợi cho đến khi nó nhũ hóa, nghĩa là hỗn hợp được tích hợp hoàn toàn.

3. Trong một cái bát, trộn rau diếp với rau bina, tim atisô, bít tết sườn và giấm. Phục vụ và thưởng thức.

40. Cách làm gà viên sốt ớt Morita như thế nào?

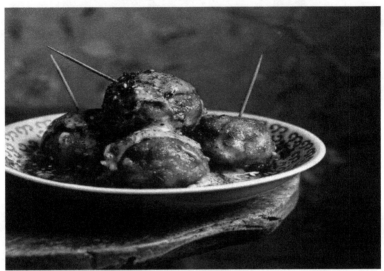

THÀNH PHẦN

- 500 gram thị t gà xay
- 1 muỗng canh bột tỏi
- 1 muỗng canh bột hành
- 1 muỗng canh rau mùi tây, thái nhỏ
- 1 muỗng canh rau mùi tươi, thái nhỏ
- đủ muối
- đủ tiêu
- thìa dầu ô liu
- 2 chén cà chua xanh, làm tư
- 2 tép tỏi
- 2 quả ớt morita , bỏ ruột và gieo
- 1 chén nước luộc gà
- 1 nhánh rau mùi tươi

- 1/4 muỗng canh thì là, toàn bộ
- 1 muỗng canh dầu ô liu
- nhiều mùi tây Trung Quốc, để đi kèm

SỰ CHUẨN BỊ

1. Trộn thịt gà xay với bột tỏi, bột hành tây, mùi tây, rau mùi và nêm muối và hạt tiêu.

2. Dùng tay tạo thành những viên thịt và để riêng.

3. Đun nóng dầu trong chảo trên lửa vừa và xào cà chua, tỏi và ớt trong 5 phút. Đổ nước dùng gà, rau mùi và thì là vào, nấu trong 5 phút. Làm mát một chút.

4. Trộn phần chuẩn bị trước đó cho đến khi bạn có được một loại nước sốt mịn.

5. Cho thêm ít dầu chiên lại nước xốt, đun lửa vừa trong 10 phút, cho thịt viên vào, đậy nắp nấu đến khi thịt viên chín.

6. Phục vụ thịt viên và trang trí với rau mùi tây.

41. Lớp vỏ đầy thịt với nopales _

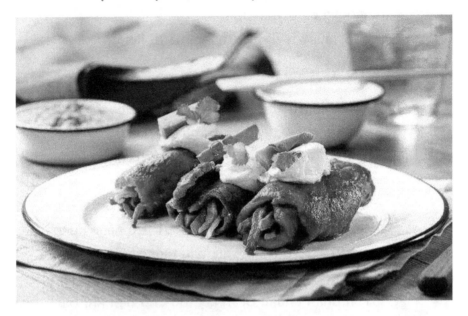

THÀNH PHẦN

- 1 muỗng canh dầu
- 1 cốc nopal , hình khối cắt
- 500 gram bít tết, thái nhỏ
- 1 chén phô mai Manchego, nạo
- 1 chén phô mai Gouda, nạo
- 1/2 chén phô mai Parmesan, nạo
- đủ nước sốt xanh, để phục vụ
- 1/2 quả bơ, để phục vụ, thái lát
- đủ rau mùi tươi, tươi, để phục vụ
- đủ chanh, để phục vụ

SỰ CHUẨN BỊ

1. Làm nóng chảo với dầu trên lửa vừa, thêm nopales và nấu cho đến khi không còn babita, sau đó nấu bít tết với nopales và nêm muối và hạt tiêu cho vừa ăn. Loại bỏ khỏi lửa .

2. Làm nóng chảo trên lửa lớn và nấu pho mát cho đến khi tạo thành lớp vỏ, lấy ra khỏi chảo và gấp thành hình bánh taco, để nguội. Lặp lại cho đến khi bạn làm xong pho mát.

3. Đổ đầy thịt vào lớp vỏ phô mai và dùng với nước sốt xanh, bơ, rau mùi và chanh.

42. Spaghetti bí ngô với kem bơ

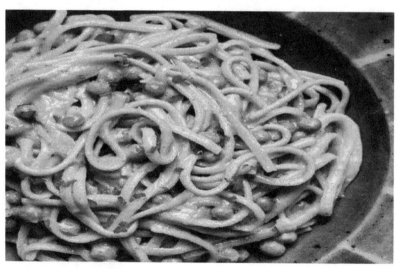

THÀNH PHẦN

- 2 quả bơ

- 1/4 chén rau mùi, nấu chín
- 1 thìa nước cốt chanh
- 1 nhúm muối
- 1 nhúm tiêu
- 1/2 muỗng canh bột hành
- 1 tép tỏi
- 1 muỗng canh dầu ô liu
- 4 chén bí ngô, trong mì
- 1 thìa muối
- 1 thìa hạt tiêu
- 1/4 chén phô mai Parmesan

SỰ CHUẨN BỊ

1. Đối với nước sốt, chế biến bơ với rau mùi, nước cốt chanh, muối, hạt tiêu, bột hành và tỏi thành hỗn hợp nhuyễn mị n.
2. Làm nóng chảo với dầu trên lửa vừa, cho mì bí đỏ vào nấu chín, nêm muối tiêu, cho xốt bơ vào, trộn đều và nấu trong 3 phút, dọn kèm một ít phô mai Parmesan và thưởng thức.

43. Trứng tráng súp lơ Của Rau Bina Và Ớt Serrano

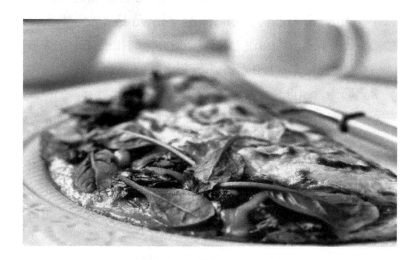

THÀNH PHẦN

- 1/2 cốc nước
- 2 chén lá rau bina
- 3 quả ớt sừng
- 1 chén bột ngô
- 4 cốc súp lơ Eva® Bits, 454 g
- 1 muỗng canh bột tỏi
- nếm muối
- để hương vị của hạt tiêu
- đủ tinga gà , để huấn luyện viên

SỰ CHUẨN BỊ

1. Đổ Cauliflower Eva Bits vào chảo nước nóng.
   Đun sôi trong 4 phút, để ráo và làm nguội dưới
   vòi nước lạnh. Loại bỏ nước thừa bằng vải
   cotton. Dự trữ cho đến khi sử dụng.

2. Trộn rau mồng tơi, tiêu xay với một ít nước lạnh
   thành hỗn hợp sệt. Dự trữ cho đến khi sử dụng.
   Lọc và giữ bã.

3. Cho súp lơ Eva Bits, bột tỏi, bột ngô, bột rau
   bina, muối và hạt tiêu vào tô và trộn cho đến
   khi hòa quyện. Tạo thành những quả bóng bằng
   tay của bạn và dự trữ.

4. Trong máy ép bánh tortilla, đặt màng bọc thực
   phẩm và ấn quả bóng để tạo thành bánh
   tortilla.

5. Chiên tortilla trên lửa vừa ở cả hai mặt bên
   cạnh họ nhẹ vàng nâu là .

6. Kèm theo tortilla của bạn với tinga gà .

44. SÚP LƠ NƯỚNG TRỨNG BƠ

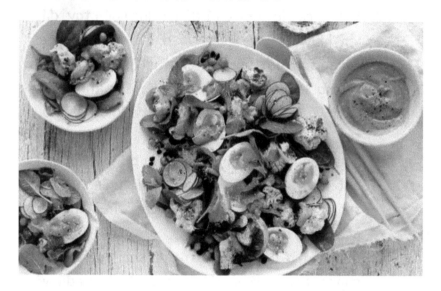

THÀNH PHẦN

- 1 cây súp lơ
- 1 muỗng canh dầu ô liu
- 1/4 chén phô mai Parmesan
- 2 muỗng canh bột tỏi
- 1 thìa muối
- 1 thìa hạt tiêu
- 4 quả trứng
- 1 quả bơ, cắt thành nêm
- đủ oregano, tươi

SỰ CHUẨN BỊ

1. Làm nóng lò ở 200°C.

2. Súp lơ cắt lát dày cỡ 1 đến 2 đốt ngón tay, đặt lên khay nướng. Tắm với dầu ô liu, phô mai Parmesan, bột tỏi, một chút muối và hạt tiêu.

3. Nướng trong 15 phút hoặc cho đến khi súp lơ mềm và có màu vàng nâu. Lấy ra khỏi lò và dự trữ.

4. Làm nóng chảo trên lửa vừa và bôi mỡ với một ít bình xịt nấu ăn. Đập một quả trứng và nấu trong thời gian mong muốn. Nêm theo khẩu vị của riêng bạn.

5. Cho một ít bơ, một quả trứng sao lên từng lát súp lơ, trang trí với lá oregano và bày ra đĩa và thưởng thức.

45. Su su Carpaccio

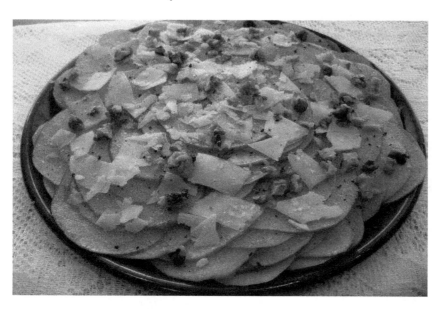

THÀNH PHẦN

- 4 quả su su
- nếm muối
- 1/2 chén húng quế, để thay đồ
- 1/2 chén bạc hà, để thay đồ
- 1/4 chén nước cốt chanh vàng, để làm nước sốt
- 1/4 chén dầu ô liu, để thay đồ
- 1/2 chén bí ngô, thái lát
- 1 muỗng cà phê ớt bột, để trang trí
- rất nhiều mầm linh lăng , để trang trí
- đủ ăn được hoa , để trang trí

SỰ CHUẨN BỊ

1. Gọt vỏ su su trên đĩa, cắt thành lát dày $\frac{1}{2}$ cm. Sự đặt chỗ

2. Luộc su su trong nồi nước khoảng 5 phút, vớt ra để ráo. đặt phòng .

3. Trong một bộ xử lý, thêm húng quế, bạc hà, nước cốt chanh và dầu ô liu, xử lý trong 3 phút. Sự đặt chỗ

4. Xếp các lát su su ra đĩa, nêm muối, thêm bí đỏ lát, sốt húng quế và bạc hà, nêm ớt bột, trang trí với mầm cỏ linh lăng và các loại hoa ăn được. Thưởng thức!

46. Súp lơ xanh Enchiladas với thịt gà

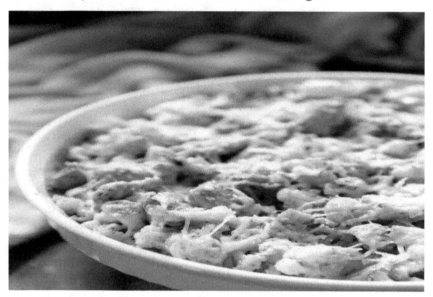

THÀNH PHẦN

- 4 chén súp lơ, nạo, cho bánh ngô súp lơ
- 1/2 chén phô mai Chihuahua, ít chất béo, nạo, cho bánh ngô súp lơ
- 2 quả trứng , cho món trứng tráng súp lơ
- 5 chén nước, cho nước sốt xanh
- 10 quả cà chua xanh, cho nước sốt xanh
- 4 ớt serrano, cho nước sốt xanh
- 1/4 củ hành tây, cho nước sốt xanh
- 1 tép tỏi, cho nước sốt xanh
- để nếm muối, cho nước sốt xanh
- để nếm hạt tiêu, cho nước sốt xanh
- 1 muỗng canh dầu ô liu, cho nước sốt xanh

- 2 chén ức gà, nấu chín và xé nhỏ
- đủ phô mai Manchego, ít chất béo, để gratin
- đủ kem chua ít chất béo, để đi kèm
- để hương vị của bơ, để đi kèm
- để hương vị của hành tây, đi kèm

SỰ CHUẨN BỊ

1. Cho súp lơ vào tô, dùng màng bọc thực phẩm chống dính bọc lại, cho vào lò vi sóng quay 4 phút. Lọc để loại bỏ nước và dự trữ.
2. Trộn súp lơ với phô mai, trứng, nêm muối và tiêu rồi trộn cho đến khi hòa quyện.
3. Đặt hỗn hợp súp lơ lên một tấm nướng có lót giấy sáp và trải ra theo kích thước và hình dạng. Nướng ở 180°C trong 15 phút.
4. Đổ đầy bánh ngô với thịt gà xé nhỏ và dự trữ.
5. Nấu cà chua, ớt serrano, hành tây và tỏi trong chảo nước trên lửa vừa. Để nguội, trộn và dự trữ.
6. Trong một cái chảo ở nhiệt độ thấp, đun nóng dầu ô liu, đổ nước sốt vào, nêm muối và hạt tiêu và nấu trong 10 phút hoặc cho đến khi đặc lại trở thành .
7. Bày enchiladas ra đĩa lớn, rưới sốt nóng, thêm phô mai Manchego, cho vào lò vi sóng quay 30 phút cho chín vàng, trang trí với kem, bơ và hành tây.

47. Xiên Keto trên biển và trên đất liền

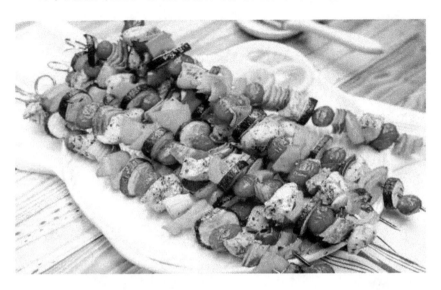

THÀNH PHẦN

- 1 chén bí ngô
- 1 chén ớt đỏ
- 1 chén tôm, tươi, vừa
- 1 chén ớt chuông vàng
- 1 chén thị t thăn, cắt thành khối vừa, để xiên
- 1 chén ớt chuông xanh
- nhiều bình xị t nấu ăn
- 1 chén sốt mayonnaise, nhẹ
- 1/4 chén rau mùi
- 1/4 chén mùi tây
- 1 thìa nước cốt chanh
- 1 muỗng canh bột tỏi

- nếm muối

SỰ CHUẨN BỊ

1. Cắt bí ngô thành lát trên bảng. Tương tự, bạn cắt ớt thành những miếng vuông vừa phải và để riêng.
2. Xiên bí, ớt đỏ, tôm, ớt vàng, bít tết, tiêu xanh vào xiên và lặp lại cho đến khi nhồi.
3. Nướng trên vỉ nướng với một ít bình xịt nấu ăn trên lửa vừa trong 15 phút.
4. Đối với sốt rau mùi: Trộn sốt mayonnaise, rau mùi, mùi tây, nước cốt chanh, bột tỏi và muối cho đến khi mịn.
5. Dọn xiên với nước sốt rau mùi và thưởng thức.

48. BÍ NGÒI NƯỚNG PHÔ MAI

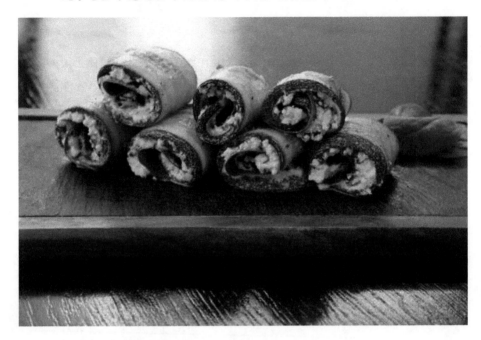

THÀNH PHẦN

- 3 quả bí xanh, thon dài
- 2 muỗng canh dầu ô liu
- nếm muối
- để hương vị của hạt tiêu
- 50 gram phô mai
- 1 muỗng canh rau mùi tây, thái nhỏ
- 1/2 muỗng cà phê nước cốt chanh, bỏ hạt
- 2 chén rau bina non, lá
- 1/2 chén húng quế, lá

SỰ CHUẨN BỊ

1. Trên một tấm ván, cắt các đầu của zucchini, cắt theo chiều dọc và chải bằng dầu ô liu. Nêm với muối và hạt tiêu.

2. Đặt các lát zucchini lên vỉ nướng nóng trên lửa vừa và nướng trong khoảng 5 phút ở cả hai mặt. Loại bỏ nhiệt và dự trữ.

3. Trong một cái bát, trộn phô mai, rau mùi tây và nước cốt chanh cho đến khi hòa quyện.

4. Trải các lát bí ngô ra đĩa, đặt nửa thìa hỗn hợp trước đó cách mép quả bí ngô 2 cm. Trang trí với lá rau bina bé để hương vị và thêm một lá húng quế. Cuộn lên.

5. Phục vụ ngay lập tức và thưởng thức.

49. Trứng tráng Poblano

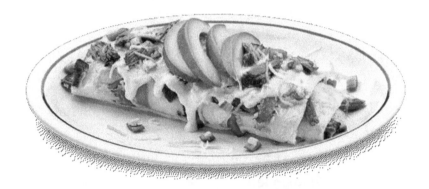

THÀNH PHẦN

- poblano , nướng và thái lát xắt nhỏ , cho nước sốt
- 1/4 củ hành tây, cho nước sốt
- 1 tép tỏi, cho nước sốt
- 1/2 chén jocoque , cho nước sốt
- 1 cốc sữa ít béo, nhẹ, để làm nước sốt
- muối để nếm, cho nước sốt
- hạt tiêu cho vừa ăn, cho nước sốt
- 1 muỗng canh dầu ô liu, cho nước sốt
- 4 quả trứng
- 2 muỗng canh sữa ít béo, nhạt
- 1 muỗng cà phê bột hành

- nhiều bình xị t nấu ăn
- đủ phô mai panela, cắt khối, để lấp đầy
- đủ hành tím, thái lát, ăn kèm

SỰ CHUẨN BỊ

1. Trộn các lát tiêu poblano với hành, tỏi, jocoque, sữa tách kem và nêm tiêu và muối .

2. Làm nóng chảo trên lửa vừa, đun nóng dầu và đổ nước sốt vào, nấu trong 10 phút hoặc cho đến khi nó có độ đặc sệt.

3. Đối với món trứng tráng, đánh trứng vào bát với sữa, bột hành tây và nêm muối và tiêu. đặt phòng .

4. Trong chảo Teflon, thêm một ít dầu ô liu vào bình xị t và đổ phần chuẩn bị trước đó vào, nấu ở nhiệt độ thấp trong 5 phút cho mỗi mặt. Loại bỏ nhiệt và dự trữ.

5. Cho trứng ốp lết với phô mai panela, bày ra đĩa lớn, rưới xốt poblano lên trên, trang trí với hành tím và tận hưởng .

50. Bánh trứng với măng tây

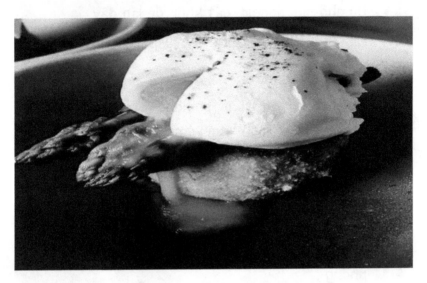

THÀNH PHẦN

- nhiều bình xị t nấu ăn
- 12 lòng trắng trứng
- 1/2 chén hành tây
- 1/2 chén ớt chuông
- 1/2 chén măng tây
- nếm muối
- để hương vị của hạt tiêu
- 1/4 muỗng cà phê bột tỏi

SỰ CHUẨN BỊ

1. Làm nóng lò nướng ở nhiệt độ 175°C.
2. Xịt một ít bình xịt nấu ăn vào khuôn bánh cupcake.
3. Cho lòng trắng trứng, hành tây, ớt chuông, măng tây, muối, hạt tiêu và bột tỏi vào máy trộn và đánh trong 5 phút.
4. Đổ hỗn hợp vào hộp đựng bánh cupcake, đổ đầy $\frac{3}{4}$ phần trăm và nướng trong 20 phút hoặc cho đến khi đông lại. khuôn đúc.
5. Phục vụ và thưởng thức.

51. BÁNH TORTILLA NGUYÊN THỦY

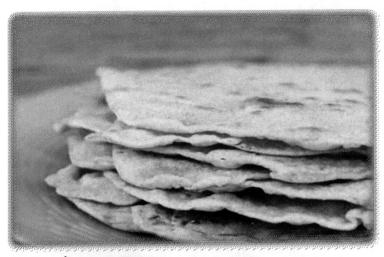

THÀNH PHẦN

- 1 muỗng canh (15 ml) bơ với muối
- 30 g nấm băm nhỏ
- 30 g hành tây xắt nhỏ
- 30 g ớt chuông đỏ thái lát
- 4 quả trứng vừa
- 30ml kem sữa
- 1/4 muỗng cà phê (1 ml) muối
- 1/8 thìa cà phê (0,5 ml) hạt tiêu mới xay 14 g phô mai cheddar bào (tùy chọn)

SỰ CHUẨN BỊ

1. Đây là bữa sáng nguyên thủy tinh túy và là một cách tuyệt vời để tránh xa bữa sáng nhiều carb điển hình. Nếu bạn đã quen với việc bắt đầu ngày mới với ngũ cốc, bánh mì nướng và nước trái cây, thì việc ăn một chiếc bánh ngô thơm ngon sẽ giúp bạn no trong nhiều giờ và là bước đầu tiên của bạn trong chế độ ăn ketogenic và đồ đá cũ. chế độ ăn uống cho một Ở đâu vui lòng làm .

2. Đun chảy một nửa bơ trên lửa vừa trong chảo. Thêm rau và nấu trong năm đến bảy phút. Lấy rau ra khỏi chảo.

3. Đun chảy phần còn lại của bơ trong cùng một chảo. Trong một bát nhỏ, đánh trứng với kem, muối và hạt tiêu. Nghiêng chảo để bơ bao phủ toàn bộ đáy. Đổ hỗn hợp trứng vào và lặp lại chuyển động.

4. Nấu mà không cần khuấy. Khi trứng đã đông lại quanh các cạnh, hãy dùng thìa silicone để lấy trứng ra khỏi thành chảo. Nghiêng chảo để hỗn hợp trứng ở giữa có thể tràn ra các cạnh.

5. Khi hỗn hợp trứng đã đông lại, đặt rau lên một trong hai nửa của bánh tortilla. Rắc một nửa pho mát (nếu sử dụng) và nhẹ nhàng gấp bánh tortilla để che. Đặt tortilla lên đĩa và rắc phần phô mai còn lại. Phục vụ ngay lập tức.

52. SALAD TRỨNG CHO BỮA SÁNG

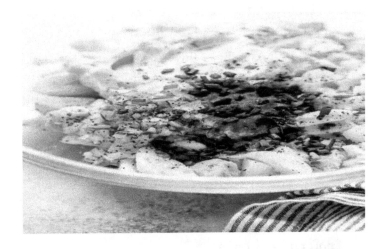

THÀNH PHẦN

- ½ quả bơ vừa
- 1/3 cốc (75 ml) sốt mayonnaise Primal Kitchen hoặc loại sốt mayonnaise khác phù hợp với chế độ ăn kiêng thời kỳ đồ đá cũ (xem ghi chú)
- 6 quả trứng luộc lớn
- 4 lát thị t xông khói (không thêm đường), nấu cho đến khi giòn
- 2 muỗng canh (30 ml) hành lá thái nhỏ
- muỗng cà phê (2 ml) tahini (xem ghi chú) Tiêu xay tươi

SỰ CHUẨN BỊ

1. Món salad trứng ngon này ăn riêng hoặc ăn kèm với rau bina đều ngon. Bạn cũng có thể nướng nhẹ một lát bánh mì keto và chuẩn bị một chiếc bánh mì kẹp với salad.

2. Nghiền bơ trong một cái bát vừa bằng nĩa. Thêm sốt mayonnaise và khuấy đều cho đến khi tạo thành một khối đồng nhất.

3. Xắt nhỏ trứng luộc chín. Thêm chúng vào hỗn hợp sốt mayonnaise và dùng nĩa khuấy đều mọi thứ, nghiền nát quả trứng (nó phải hơi dày).

4. Cắt thịt xông khói. Thêm miếng, hẹ và tahini vào hỗn hợp trứng. Khuấy. Hãy thử và thêm hạt tiêu.

53. BÁNH BỘT LỌC DỪA HẠT MẮC CA

THÀNH PHẦN

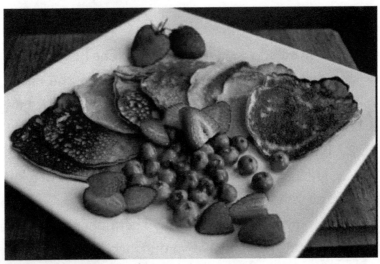

- 3 quả trứng lớn
- cốc (60 g) bơ không đường
- cốc (60 g) kem nặng
- cốc (60 g) nước cốt dừa béo
- thìa cà phê (2 ml) chiết xuất vani ¼ cốc (30 g) bột dừa </
- ¼ thìa cà phê (1 ml) muối kosher
- muỗng cà phê (2 ml) bột quế
- Chất làm ngọt phù hợp với chế độ ăn ketogen, để nếm thử (tùy chọn; xem ghi chú)
- cốc (30 g) hạt macadamia xắt nhỏ hoặc xay
  Dầu dừa để bôi trơn vỉ nướng

SỰ CHUẨN BỊ

1. Bánh kếp bột dừa là một sự thay thế tuyệt vời cho những chiếc bánh làm bằng bột mì trắng hoặc bột mì nguyên cám. Hạt mắc ca bổ sung chất béo lành mạnh và kết cấu thú vị ; nếu bạn để chúng thành miếng lớn hơn, bạn sẽ có được những chiếc bánh giòn. Bạn có thể thay heavy cream bằng nhiều nước cốt dừa hơn nếu không muốn dùng các sản phẩm từ sữa. Ăn nóng với bơ, bơ hạnh nhân, bơ dừa hoặc kem sữa dừa.

2. Trong một bát vừa, đánh trứng với bơ, kem, nước cốt dừa và vani.

3. Trong một bát nhỏ, trộn đều bột mì, muối, men, quế và chất làm ngọt bằng nĩa. Phá vỡ các cục và thêm các thành phần khô.

4. Đổ hạt mắc ca vào và khuấy đều. Bột sẽ dày. Thêm nước từng chút một cho đến khi đạt được độ đặc mong muốn.

5. Làm nóng vỉ nướng hoặc chảo đáy phẳng trên lửa vừa. Khi đã sẵn sàng, bôi nhẹ bằng dầu dừa. Cho bột lên vỉ nướng thành từng thìa lớn. Sẽ cần phải sử dụng thìa hoặc thìa để nhẹ nhàng dàn bột để tạo thành một chiếc bánh crepe mỏng hơn, vì kết cấu sẽ không giống với bột nhào truyền thống.

6. Nấu từ từ, vài phút cho mỗi bên, cho đến khi bong bóng hình thành. Quay lại. Phục vụ nóng.

54. CHẢO BÁNH MÌ KẸP THỊT

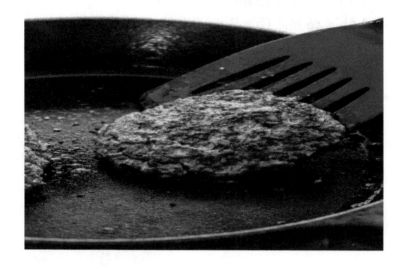

THÀNH PHẦN

- 900 g thịt bò xay

- 2 tép tỏi băm nhỏ
- 1 thìa cà phê (5 ml) oregano khô
- 1 thìa cà phê (5 ml) muối kosher
- muỗng cà phê (2 ml) màu đen hạt tiêu 3 cốc (85 g) rau mồng tơi non
- 1 ½ cốc (170 g) phô mai vụn (cheddar hoặc tương tự) 4 quả trứng lớn

SỰ CHUẨN BỊ

1. Tôi chuyển sang món ăn này bất cứ lúc nào trong ngày, nhưng đặc biệt là vào bữa sáng. Hãy thoải mái thêm một vài miếng thịt xông khói chiên để thưởng thức món bánh mì kẹp phô mai và thịt xông khói.
2. Làm nóng lò ở 200°C.
3. Nướng thịt băm trong chảo phù hợp với lò nướng (ví dụ: gang). Sau khoảng năm phút, khi nó hơi chín, đặt nó sang một bên và thêm tỏi. Xào khoảng một phút rồi trộn với thịt. Thêm oregano, muối và hạt tiêu và khuấy đều.

4. Thêm các nấm vào một nắm rau bina khi chúng mềm. Một khi tất cả các rau bina Là hấp thụ , lấy chảo ra khỏi lò . Thêm vào

5. cốc (120 g) phô mai và khuấy đều.

6. Chia đều thịt trong chảo. Sau đó tạo bốn lỗ trên mặt thịt và cẩn thận đập một quả trứng vào đó. Rắc phần còn lại của phô mai.

7. Nướng trong mười phút. Lòng trắng nên đông lại và lòng đỏ vẫn chảy nước. Để trong lò thêm vài phút nữa để lòng đỏ cứng hơn. Bày từng phần ra đĩa.

55. CỦ CẢI BĂM NÂU

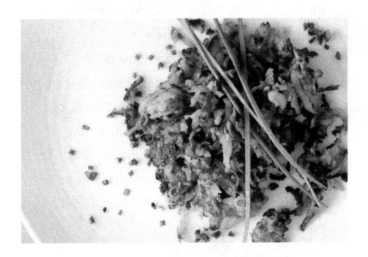

THÀNH PHẦN

- 2 củ cải vừa (230 g) rửa sạch và gọt vỏ
- 1 trứng lớn
- 1 muỗng canh (15 ml) bột dừa (tùy chọn)
- 1 thìa cà phê (5 ml) muối kosher và thêm một chút, để nếm ½ thìa cà phê (2 ml) tiêu đen
- 2 muỗng canh (30 ml) thịt xông khói hoặc mỡ bơ, hoặc nhiều hơn nếu cần
- kem chua (tùy chọn)
- Hẹ xắt nhỏ (tùy chọn)

SỰ CHUẨN BỊ

1. Nếu bạn đã thử những màu nâu băm này, thì phiên bản khoai tây sẽ có vẻ nhạt nhẽo khi so sánh. Phục vụ với frittata để thưởng thức bữa nửa buổi ketogenic hoàn chỉnh.

2. Cắt củ cải julienne bằng dụng cụ vắt hoặc máy chế biến thực phẩm.

3. Đập trứng vào tô lớn và thêm củ cải. Khuấy bột mì, muối và hạt tiêu.

4. Đun nóng chảo đáy phẳng lớn trên lửa vừa. Khi nóng, thêm mỡ thịt xông khói; Khi nó đã tan chảy, giảm nhiệt một chút.

5. Khuấy củ cải thêm một chút và cho chúng vào cốc (120 ml) xấp xỉ mỡ nóng. Bóp chúng ra một chút bằng thìa để làm phẳng chúng. Nấu trong ba đến năm phút, cho đến khi các cạnh có màu nâu vàng. Sau đó lật lại và chiên ở phía bên kia.

6. Dọn ra đĩa và thêm chút muối. Nếu muốn, phủ một phần kem chua lên trên và trang trí với hẹ.

56. BÁT SỮA CHUA HY LẠP VỚI HẠNH NHÂN GIÒN

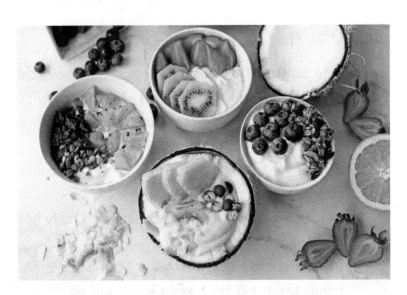

THÀNH PHẦN

- cốc (15 g) dừa nạo không đường 2 thìa canh (15 g) hạnh nhân phi lê
- 1 cốc (250 ml) sữa chua Hy Lạp nguyên chất
- 1/3 cốc (80 ml) nước cốt dừa béo
- Chất làm ngọt ăn kiêng Keto, để nếm (tùy chọn)
- 2 muỗng canh (30 ml) bơ hạnh nhân thô (không thêm đường)
- 2 thìa canh (15 g) hạt ca cao
- Một ít bột quế

SỰ CHUẨN BỊ

1. Hạt ca cao chỉ đơn giản là hạt rang của cây ca cao để làm sô cô la. Nhưng đừng mong đợi chúng có hương vị giống như sô cô la yêu thích của bạn. Đó là ca cao nguyên chất, tức là sô cô la chưa qua chế biến, không có đường hoặc các thành phần khác. Hạt ca cao có nhiều lợi ích cho sức khỏe; Ví dụ, chúng là nguồn cung cấp magie, sắt và chất chống oxy hóa tuyệt vời. Chúng cung cấp 5 gam carbs mỗi khẩu phần, nhưng không có đường, vì vậy, bạn quyết định có đưa chúng vào công thức này hay không và nếu có thì lượng bao nhiêu là tùy thuộc vào bạn.

2. Nướng dừa bào trong chảo nhỏ trên lửa vừa không có chất béo cho đến khi có màu nâu nhạt. Lặp lại thao tác với hạnh nhân cắt lát.

3. Trộn bằng cách khuấy trong sữa chua, nước cốt dừa và chất làm ngọt, nếu sử dụng. Chia hỗn hợp giữa hai bát. Thêm một muỗng canh (15 ml) bơ hạnh nhân vào mỗi loại và khuấy cho đến khi kết hợp (sẽ không có gì xảy ra khi mọi thứ đã được trộn đều). Rắc một ít dừa nướng, hạnh nhân xay, hạt ca cao và quế lên trên.

57. FRITTATA THỊT BĂM, CẢI XOĂN VÀ PHO MÁT DÊ

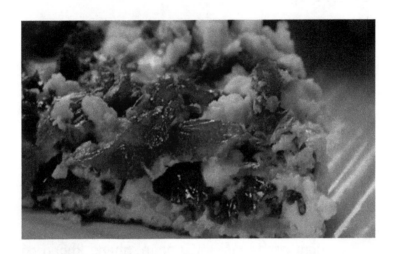

THÀNH PHẦN

- bó cải xoăn (4 hoặc 5 lá), tất cả các loại 1 muỗng canh (15 ml) dầu bơ
- 450 g thịt heo bằm
- 1 thìa cà phê (5 ml) cây xô thơm khô
- 1 thìa cà phê (5 ml) cỏ xạ hương khô
- $\frac{1}{4}$ thìa cà phê (1 ml) hạt nhục đậu khấu xay $\frac{1}{4}$ thìa cà phê (1 ml) ớt đỏ xắt nhỏ 1 củ hành tây nhỏ hoặc $\frac{1}{2}$ củ lớn thái hạt lựu
- 2 tép tỏi băm nhỏ
- 8 quả trứng lớn
- cốc (120 ml) kem nặng
- 1 cốc (90 g) phô mai dê bào nhỏ hoặc nhiều hơn tùy khẩu vị

128

SỰ CHUẨN BỊ

1. Mọi người đam mê chế độ ăn keto nên biết cách làm món khoai tây chiên. Bạn có thể kết hợp thịt, phô mai, rau, rau thơm và gia vị sử dụng bất cứ điều gì bạn thích.

2. Dùng dao sắc loại bỏ phần cuống dày của lá cải xoăn. Cắt thân cây thành khối và cắt lá. Để dự trữ.

3. Đun nóng dầu trên lửa vừa trong chảo nướng lớn (ví dụ: gang). Thêm thịt lợn khi nóng. Nấu trong năm phút, thỉnh thoảng khuấy.

4. Trong một bát nhỏ, kết hợp cây xô thơm, cỏ xạ hương, nhục đậu khấu và ớt đỏ. Thêm tất cả mọi thứ vào thịt trong chảo và khuấy đều. Tiếp tục nấu thêm năm phút nữa, cho đến khi thịt lợn chín kỹ.

5. Chuyển thịt vào một cái bát có rãnh. Nếu có nhiều chất béo trong chảo, hãy loại bỏ một ít chất béo, chỉ để lại một hoặc hai muỗng canh (15 đến 30 ml).

6. Thêm hành tây và thân cải xoăn vào chảo. Xào khoảng năm phút, cho đến khi hành mềm. Thêm tỏi và khuấy trong một phút. Nếu cần, hãy khử men chảo bằng một ít nước và loại bỏ các hạt đã nướng.

7. Thêm một ít lá cải xoăn và khuấy cho mềm cho đến khi tất cả các lá đều trong chảo và hơi chín. Cho thịt vào chảo và trộn đều.

8. Đánh trứng với kem trong một bát vừa. Đổ hỗn hợp lên thịt và rau trong chảo để tạo thành một lớp đồng nhất. Nấu mà không khuấy trong khoảng năm phút, cho đến khi trứng bắt đầu đông lại.

9. Đặt giá nướng ở độ cao vừa phải (cách đỉnh khoảng 6 hoặc 8 inch) và bật chế độ nướng. Phủ trứng bằng phô mai dê. Đặt chảo vào lò nướng và nướng cho đến khi trứng đông lại và nướng nhẹ phô mai dê. Kiểm tra thường xuyên để nó không bị cháy.

10. Lấy chảo ra khỏi lò và để yên trong vài phút. Cắt thành hình tam giác và phục vụ.

58. BỘT KETOAVENA KIỂU BRAD

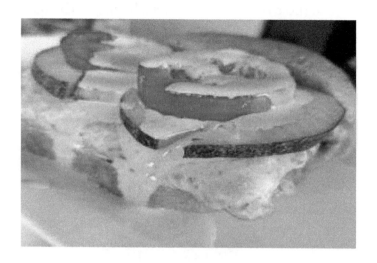

THÀNH PHẦN

- cốc (120 ml) nước cốt dừa 3 lòng đỏ trứng gà
- $\frac{1}{4}$ cốc (60 ml) dừa bào sợi
- muỗng cà phê (2 ml) bột quế

- 1 muỗng cà phê (5 ml) chiết xuất vani
- cốc (60 g) hạt xay kỹ (quả hạch, hạnh nhân, quả hồ đào, hạt mắc ca hoặc hỗn hợp)
- 2 thìa canh (30ml) bơ hạnh nhân
- 1/8 muỗng cà phê (0,5 ml) muối (không có bơ hạnh nhân và muối)
- 1 muỗng canh (15 ml) hạt ca cao (tùy chọn)

bảo hiểm

- ¼ cốc (60 ml) nước cốt dừa
- 2 thìa cà phê (10 ml) hạt ca cao (tùy chọn)

SỰ CHUẨN BỊ

1. Đây là phản ứng của Brad đối với những người giễm pha Chế độ ăn kiêng Keto, những người cho rằng họ không thể sống thiếu ngũ cốc. Brad thương lượng với khách sạn Ritz-Carlton để thêm món ăn này vào bữa sáng tự chọn lành mạnh... Đùa thôi! Giữ lại lòng trắng trứng để chuẩn bị làm bánh macaron.

2. Kết hợp sữa và dừa bào, lòng đỏ trứng, quế, vani, các loại hạt, bơ hạnh nhân, muối và ca cao (nếu dùng) trong một cái chảo vừa. Đun nóng trên lửa vừa, khuấy liên tục trong ba hoặc bốn phút.

3. Phục vụ trong hai bát nhỏ. Thêm hai muỗng canh (30 ml) nước cốt dừa và một muỗng cà phê hạt ca cao mỗi lần. Ăn ngay.

59. BÁNH NƯỚNG XỐP TRỨNG HÌNH

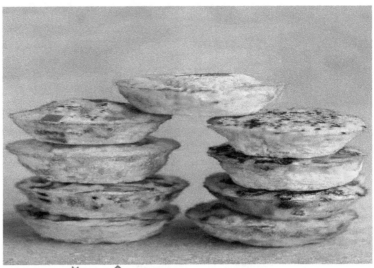

GIĂM BÔNG

THÀNH PHẦN

- 1 muỗng canh (15 ml) dầu dừa đun chảy
- 6 lát giăm bông nấu chín (thái lát mỏng tốt hơn)
- 6 quả trứng lớn
- Muối và hạt tiêu cho vừa ăn
- 3 muỗng canh (45 ml) phô mai cheddar bào (tùy chọn)

SỰ CHUẨN BỊ

1. Những chiếc bánh nướng xốp này là bữa sáng nhanh hoàn hảo. Chuẩn bị chúng vào đêm hôm trước để cho vào lò vi sóng hoặc lò nướng vào ngày hôm sau. Mua giăm bông chất lượng tốt và xúc xích không rẻ.

2. Làm nóng lò ở 200°C. Sơn sáu lỗ của đĩa cupcake bằng dầu dừa đun chảy.

3. Đặt một lát giăm bông và một quả trứng vào mỗi khoang. Salpimentar và rắc $\frac{1}{2}$ muỗng canh (7,5 ml) phô mai lên mỗi quả trứng .

4. Nướng mười ba đến mười tám phút tùy theo mức độ nấu mong muốn đối với lòng đỏ trứng.

5. Lấy khay ra khỏi lò và để nguội trong vài phút trước khi cẩn thận lấy «bánh nướng xốp» ra. Làm lạnh trong hộp thủy tinh hoặc nhựa để chúng không bị khô.

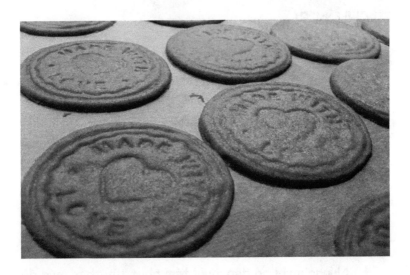

THÀNH PHẦN

- 0,250 g bơ.
- 350 g bột mì, rây mị n.
- 200 g đường nâu
- 0,5 g bột nở.
- 1 quả trứng.
- 1 thìa muối

SỰ CHUẨN BỊ

9. thời gian chờ 12 giờ để chuẩn bị bánh gừng cần thiết .

10. Trộn 40 g bột mì, bột nở và muối trong hộp thứ nhất.

11. Làm tan chảy bơ.

12. Cho vào hộp thứ hai, thêm đường nâu, trứng và trộn mạnh. Sau đó thêm phần còn lại của bột trong khi khuấy. Trộn tất cả mọi thứ và để trong tủ lạnh trong 12 giờ.

13. Sau khi chờ 12 giờ, bơ nướng tấm.

14. Cán mỏng bột với độ dày tối thiểu (tối đa 3 mm) và cắt thành hình tùy thích.

15. Nướng mọi thứ trong 20 phút, xem nấu ăn.

16. Để lại các speculoos tốt nhất hạ nhiệt cho bữa tối ! _

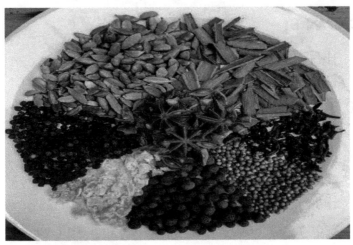

THÀNH PHẦN

- 2 thìa cà phê (10 ml) bột quế
- 2 thìa cà phê (10 ml) thảo quả xay
- 1 thìa cà phê (5 ml) gừng xay
- 1 thìa cà phê (5 ml) đinh hương xay
- 1 thìa cà phê (5 ml) hạt tiêu xay

SỰ CHUẨN BỊ

1. Chiếc bánh đơn giản này có thể được chuẩn bị trước và chỉ mất vài phút để lắp ráp. Đặt nó trong tủ lạnh và vào buổi sáng nó đã sẵn sàng. Được bào chế dưới dạng lọ nhỏ có nắp vặn, bạn có thể mang theo bên mình mọi lúc mọi nơi. Hỗn hợp gia vị sẽ nhiều hơn bạn cần cho công thức này; Giữ những gì bạn nhận được trong một lọ gia vị rỗng.

2. Trộn nước cốt dừa với hạt chia, hỗn hợp gia vị, vani và cỏ ngọt trong một cái bát (có thể sử dụng máy trộn cầm tay hoặc thủy tinh nếu muốn kết cấu đồng nhất hơn).

3. Chia đều hỗn hợp giữa hai lọ hoặc bát nhỏ.

4. Làm lạnh ít nhất bốn giờ (qua đêm nếu có thể) để làm đặc.

5. Thêm toppings, nếu sử dụng, và phục vụ.

62. TRỨNG BÁC NGHỆ

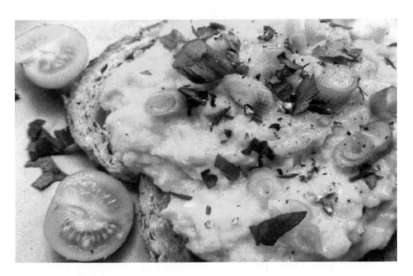

THÀNH PHẦN

- 3 quả trứng lớn
- 2 muỗng canh (30 ml) kem nặng (tùy chọn)
- 1 thìa cà phê (5 ml) bột nghệ
- muối để hương vị
- Hạt tiêu đen mới xay để nếm
- 1 thìa canh (15 g) bơ

SỰ CHUẨN BỊ

1. Món trứng bác dễ biến tấu để đời này là một cách ngon miệng để bắt đầu ngày mới và có tác dụng chống viêm. Củ nghệ được đánh giá cao trong môi trường y tế vì nó có chứa hợp chất "curcumin", đã được chứng minh trong một số nghiên cứu là có lợi trong một loạt các tình trạng từ viêm khớp đến phòng chống ung thư. Đừng bỏ qua hạt tiêu đen, vì nó có chứa piperine, làm tăng sự hấp thụ chất curcumin của cơ thể cải thiện.

2. Trong một cái bát nhỏ, đánh nhẹ trứng với kem. Thêm bột nghệ, muối và hạt tiêu.

3. Đun chảy bơ trên lửa vừa trong chảo. Khi nó bắt đầu nổi bong bóng, cẩn thận đổ nó lên hỗn hợp trứng. Khuấy thường xuyên khi trứng bắt đầu đông lại và nấu trong hai hoặc ba phút.

4. Tắt bếp, nếm thử, thêm muối và hạt tiêu nếu cần và dùng.

63. NƯỚC CỐT DỪA

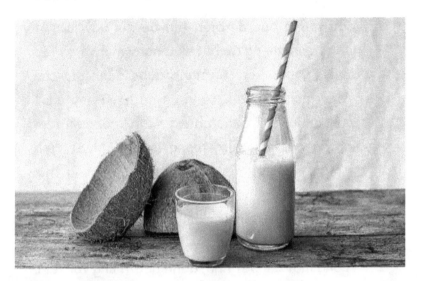

THÀNH PHẦN

- Nước cốt dừa và ¼ chén quả việt quất tươi
- 1 cốc (100 g) hạnh nhân sống
- 1 cốc (100 g) hạt điều thô
- 1 cốc (100 g) hạt bí ngô sống
- 1 cốc (100 g) hạt hướng dương sống
- cốc (60 ml) dầu dừa đã làm mềm 1 thìa canh (15 ml) mật ong nguyên chất
- 1 muỗng cà phê (5 ml) chiết xuất vani
- 1 thìa cà phê (5 ml) muối hồng Himalaya 1 cốc (60 g) dừa nạo không đường 1 cốc (60 g) cacao ngòi

thành phần tùy chọn

- cốc (180 ml) nước cốt dừa nguyên chất hoặc sữa hạnh nhân không đường ¼ cốc (40 g) quả việt quất tươi

SỰ CHUẨN BỊ

1. Katie French, tác giả của Paleo Cooking Bootcamp, đã tạo ra một món ăn nhanh chóng và dễ dàng có thể mang ngũ cốc vào cuộc sống của bạn. Dùng với nước cốt dừa béo hoặc sữa hạnh nhân, quả mọng tươi và sữa chua Hy Lạp nguyên chất, hoặc cho granola vào túi đồ ăn nhẹ và đưa anh ta với bạn .

2. Làm nóng lò ở 180°C. Đậy đĩa hoặc chảo sắt bằng giấy nướng.

3. Nếu muốn, hãy thái nhỏ các loại hạt và hạt bằng máy xay thực phẩm, máy cắt thủ công hoặc dao sắc.

4. Trong một bát lớn, trộn dầu dừa, mật ong và vani. Thêm các loại hạt, muối biển, dừa bào sợi và hạt ca cao và khuấy đều.

5. Chuyển hỗn hợp granola vào món nướng. Nướng trong hai mươi phút, quay một lần, cho đến khi nướng nhẹ.

6. Để hỗn hợp nguội trong nửa giờ và cho vào hộp kín. Giữ nó trong tủ lạnh lên đến ba tuần.

7. Thêm các thành phần tùy chọn mong muốn.

64. MÓN ĂN NHẸ TRỨNG CUỘN

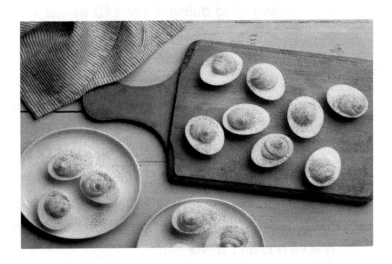

THÀNH PHẦN

- 1 muỗng canh (15 ml) dầu dừa
- ¼ củ hành tây xắt nhỏ
- 250 g thịt bò xay với cỏ
- 1 tép tỏi phi lê
- 1 thìa cà phê (5 ml) thì là xay
- 1 thìa cà phê (5 ml) muối kosher
- ½ thìa cà phê (2 ml) hạt tiêu đen
- muỗng cà phê (1 ml) ớt cayenne (tùy chọn) 6 quả trứng lớn
- ½ cốc (45 g) pho mát các loại cắt nhỏ

SỰ CHUẨN BỊ

1. Eisnacks đã thúc đẩy một thập kỷ du lịch vòng quanh thế giới cho Tyler và Connor Curley, những người bạn cũ của Brad.

2. Làm nóng lò ở 200°C. Lót một đĩa vuông 6 inch bằng giấy da (hoặc bôi trơn bằng một muỗng canh [15 ml] dầu dừa tan chảy).

3. Đun nóng dầu trong chảo lớn và xào hành tây trong vài phút cho đến khi hành tây bắt đầu chuyển sang màu nâu.

4. Thêm thịt băm, khuấy đều và nấu trong khoảng mười phút, cho đến khi bạn mất gần như tất cả màu hồng.

5. Đẩy thịt bò xay và hành tây vào các cạnh của chảo. Cho tỏi vào giữa và nấu cho đến khi tỏi tỏa mùi thơm. Trộn tất cả mọi thứ rất tốt.

6. Thêm thìa là, muối, hạt tiêu và cayenne (nếu dùng). Khuấy đều và nấu thêm năm phút nữa, cho đến khi thịt chín hoàn toàn. Loại bỏ nhiệt.

7. Đánh trứng trong một bát lớn. Thêm một chén hỗn hợp thịt vào trứng và khuấy liên tục để trứng không bị vón cục. Thêm phần còn lại của thịt và khuấy đều.

8. Đổ hỗn hợp trứng và thịt vào đĩa nướng. Rắc phô mai lên trên và nấu trong hai mươi phút. Chèn một con dao cắt bơ vào giữa; Nếu nó sạch sẽ, hãy lấy nó ra khỏi lò. Để nguội vài phút và cắt thành miếng vuông vừa ăn.

65. BÁNH QUẾ SỐT THỊT

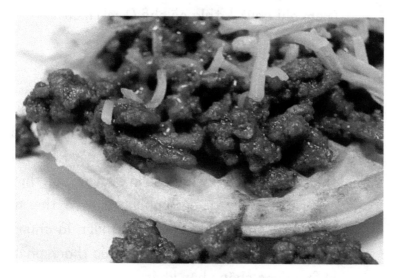

THÀNH PHẦN

Nước sốt thịt

- 450 g thịt lợn bằm (hoặc thịt bò hoặc gà tây)
- 1 thìa cà phê (5 ml) cây xô thơm khô
- muỗng cà phê (2 ml) cỏ xạ hương khô
- muỗng cà phê (2 ml) tỏi nghiền
- $\frac{1}{4}$ thìa cà phê (1 ml) muối kosher
- $\frac{1}{4}$ muỗng cà phê (1 ml) hạt tiêu đen 300 ml nước cốt dừa béo (xem ghi chú)

Bánh quế

- 2 quả trứng lớn
- 1 muỗng canh (15 ml) dầu dừa đun chảy $\frac{1}{2}$ cốc (120 ml) nước cốt dừa nguyên chất

- cốc (80 g) bột hạnh nhân hoặc bột trái cây khô (xem ghi chú) ¼ thìa cà phê (1 ml) muối
- ½ muỗng cà phê (2 ml) men
- 1½ thìa cà phê (7 ml) bột dong riềng

SỰ CHUẨN BỊ

1. Công thức này là một cách hay để tận dụng bã còn sót lại từ việc làm sữa trái cây sấy khô. Tôi thích dành thời gian để chuẩn bị nước sốt thịt của riêng mình từ đầu, nhưng bạn có thể sử dụng xúc xích đã mua với điều kiện là chúng không chứa đường bổ sung hoặc các thành phần không được chấp nhận khác.

2. Đun nóng chảo lớn trên lửa vừa và thêm thịt bò xay. Nghiền bằng nĩa trong khi nấu.

3. Sau khoảng 5 phút, khi thịt gần chín thì cho gia vị vào, đảo đều. Hầm thêm hai hoặc ba phút nữa, cho đến khi có màu vàng nâu. Cho nước cốt dừa vào và đợi sôi. Khi điều đó xảy ra, giảm nhiệt.

4. Trong một bát vừa, đánh trứng với dầu dừa và nước cốt dừa. Thêm bột giấy, muối, men và bột dong riềng. Trộn đều. Bột bánh quế sẽ đặc hơn loại truyền thống; nếu cần, thêm một ít nước từ muỗng canh này sang muỗng canh khác cho đến khi nó có kết cấu phù hợp.

5. Đổ một ít bột vào khuôn nướng bánh quế trên lửa vừa (bạn cũng có thể sử dụng chảo hoặc vỉ

nướng có bôi mỡ nhẹ và làm bánh kếp). Lấy bánh
quế ra khi nó đã sẵn sàng và lặp lại với phần bột
còn lại.

6. Phục vụ bánh quế phủ nước sốt.

66. CÀ PHÊ NHIỀU CHẤT BÉO

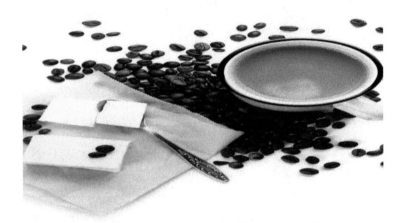

THÀNH PHẦN

- 1 cốc (250 ml) cà phê chất lượng tốt
- 1-2 muỗng canh (15 đến 30 ml) bơ không ướp muối
- 1-2 muỗng canh (15 đến 30 ml) dầu MCT (hoặc dầu dừa, mặc dù MCT được ưu tiên hơn)

thành phần tùy chọn

- ½ muỗng cà phê (2 ml) chiết xuất vani
- muỗng cà phê (1 ml) đen không đường bột ca cao 1 muỗng canh (15 ml) bột thủy phân collagen
- Một nhúm quế xay

SỰ CHUẨN BỊ

1. Nếu bạn đã từng uống một ly cà phê có đường vào mỗi buổi sáng, thì bạn sẽ không bỏ lỡ nó khi bắt đầu thưởng thức loại cà phê này, chứa nhiều chất béo thơm ngon giúp tăng cường sản xuất xeton. Nhiều người theo chế độ ăn ketogenic uống cà phê giàu chất béo thay cho bữa sáng và kiên trì cho đến bữa trưa hoặc bữa tối. Bắt đầu với một muỗng canh bơ và một loại dầu MCT khác và tăng liều lượng theo tốc độ của riêng bạn.

2. Đánh cà phê, bơ và dầu bằng ly hoặc máy xay cầm tay cho đến khi nổi bọt. Đổ uống.

67. Mocha Protein Ketogen

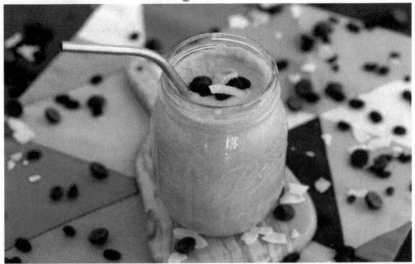

THÀNH PHẦN

- cốc (120 ml) cà phê đậm đặc hoặc 1 liều cà phê espresso 1 thìa canh (15 ml) bơ không ướp muối
- 1 muỗng canh (15 ml) dầu MCT (hoặc dầu dừa, mặc dù tốt hơn là sử dụng MCT)
- ¼ cốc (60 ml) nước cốt dừa nguyên chất, đun nóng hoặc cô đặc
- 1 muỗng (20 g) Sôcôla dừa Primal Fuel bột thay thế bữa ăn
- ¼ muỗng cà phê (1 ml) bột ca cao không đường Nước nóng
- Một nhúm quế xay
- Kem tươi hoặc kem dừa (tùy chọn)

SỰ CHUẨN BỊ

1. Hãy thử món này sau khi tập thể dục buổi sáng hoặc bất cứ khi nào bạn muốn thưởng thức một quả bom đường thực sự đắt tiền từ quán ăn tự phục vụ ở góc phố.

2. Trộn cà phê, bơ, dầu, nước cốt dừa, bột protein và bột ca cao bằng máy trộn thủy tinh hoặc cánh tay cho đến khi nổi bọt. Nếu đồ uống quá đặc, hãy thêm một ít nước nóng từng thìa canh cho đến khi bạn có được độ đặc mong muốn.

3. Đổ vào cốc ấm và rắc một chút quế. Thêm một ít kem tươi nếu muốn.

68. SINH TỐ XANH

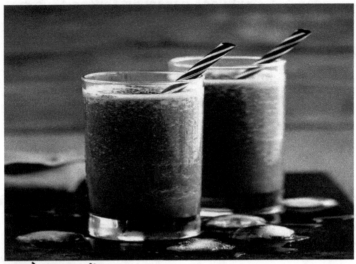

THÀNH PHẦN

- 1 lon (400 ml) nước cốt dừa béo
- 1 muỗng cà phê (5 ml) chiết xuất vani
- Một bó rau lớn, chẳng hạn như cải xoăn hoặc rau bina (khoảng 2 chén)
- 1 muỗng canh (15 ml) dầu MCT hoặc dầu dừa
- 2/3 cốc (150 g) đá bào
- 2 muỗng (42g) bột thay thế bột Primal Fuel (Vanilla Coconut)

SỰ CHUẨN BỊ

1. Sôcôla Dừa; hoặc bột whey protein thông thường.
2. Nếu bạn chỉ có một phút, tùy chọn này thật tuyệt vời và dễ dàng.
3. Đừng bỏ lỡ cơ hội để có một khẩu phần rau dồi dào.
4. Đánh đều nước cốt dừa, vani, rau, dầu và đá trong máy xay thủy tinh.
5. Thêm bột protein và trộn với công suất thấp cho đến khi kết hợp. Phục vụ.

69. SINH TỐ CỦ DỀN GỪNG

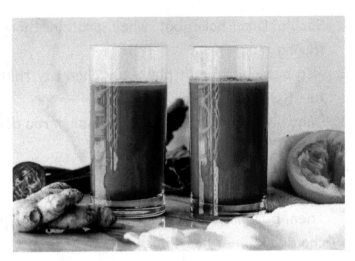

THÀNH PHẦN

- củ dền vừa (củ dền rang dễ đập dập hơn, nếu để sống nên thái hạt lựu trước)
- $\frac{1}{4}$ cốc (110 g) quả việt quất, tươi hoặc đông lạnh
- 1 cốc (250 ml) sữa hạnh nhân hoặc sữa làm từ thực vật khô không đường khác
- Một bó rau lớn, chẳng hạn như cải xoăn hoặc rau bina (khoảng 2 chén) 10 hạt mắc ca
- 3 cm miếng gừng tươi gọt vỏ và thái hạt lựu 2 muỗng canh (30 ml) dầu MCT hoặc dầu dừa 5-

156

10 giọt cỏ ngọt stevia dạng lỏng, hoặc để nếm thử (tùy chọn)

- 2/3 cốc (150 g) đá bào

SỰ CHUẨN BỊ

1. Món sinh tố này chứa nhiều chất chống oxy hóa, vitamin và khoáng chất, làm cho nó trở thành một thức uống tuyệt vời để phục hồi sức khỏe vào những ngày bạn tập luyện chăm chỉ. Ngoài ra, hạt mắc ca và dầu MCT cung cấp một lượng chất béo lành mạnh.

2. Trong máy xay sinh tố thủy tinh, đánh củ cải đường, quả nam việt quất, sữa hạnh nhân, rau, hạt mắc ca, gừng, dầu và cỏ ngọt. Có thể cần phải thực hiện chu kỳ thứ hai nếu sử dụng củ cải sống hoặc nếu hạt mắc ca hoàn toàn không được đánh bông.

3. Thêm đá và đánh mọi thứ cho đến khi hỗn hợp đồng nhất.

70. SINH TỐ GÌ CŨNG ĐƯỢC

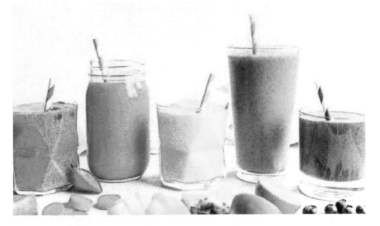

THÀNH PHẦN

- 3 cốc (50 g) lá cải xoăn
- cốc (120 ml) nước cốt dừa béo
- quả bơ vừa (khoảng ¼ cốc; 60 g) ¼ cốc (30 g) hạnh nhân sống
- 3 quả hạch Brazil
- cốc (30 g) thảo mộc tươi (xem ghi chú)
- 2 muỗng bột thay thế bột Chocolate Coconut Primal Fuel hoặc bột whey protein bình thường
- 1 muỗng canh (15 ml) bột ca cao (sôcôla đen nếu có thể)
- 1 thìa cà phê (5 ml) bột quế
- 1 muỗng cà phê (5 ml) muối hồng Himalaya
- 2 hoặc 3 giọt chiết xuất bạc hà (tùy chọn)
- 1 hoặc 2 cốc đá viên

SỰ CHUẨN BỊ

1. Sinh tố này được lấy cảm hứng từ một trong những bữa sáng yêu thích của Ben Greenfield, vận động viên ba môn phối hợp và huấn luyện viên nổi tiếng. Tôi gọi nó là "sinh tố của bất cứ thứ gì" bởi vì bạn có thể cho bất cứ thứ gì bạn có vào tủ lạnh! Đừng ngần ngại điều chỉnh công thức này với các loại hạt và gia vị bạn có. Đó là một bữa ăn thực sự chứa nhiều calo và chất dinh dưỡng, vì vậy bạn có thể chia thành hai phần nếu muốn.

2. Đặt một cái rổ để hấp trong một chảo rang nhỏ với 2 hoặc 3 cm nước ở đáy. Đun nước sôi và hấp cải xoăn trong năm phút.

3. Cho cải xoăn vào máy xay sinh tố. Thêm nước cốt dừa, bơ, các loại hạt và gia vị. Đánh hết công suất trong ba mươi giây.

4. Thêm bột protein, bột ca cao, quế, muối, chiết xuất bạc hà và đá và đánh cho đến khi bạn có được kết cấu đồng nhất.

5. Thêm nước nếu cần thiết để đạt được độ đặc mong muốn.

71. CHAI VÀNG

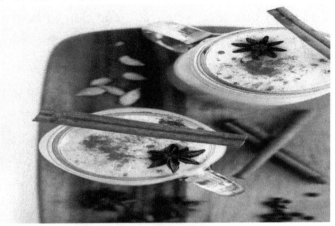

THÀNH PHẦN

- $1\frac{1}{2}$ cốc (375 ml) sữa trái cây sấy khô
- 1 thìa cà phê (5 ml) bột nghệ
- 1 muỗng cà phê (5 ml) chai hỗn hợp gia vị
- muỗng cà phê (2 ml) hạt tiêu đen
- muỗng cà phê (2 ml) chiết xuất vani
- 1 muỗng canh (15 ml) dầu dừa hoặc dầu MCT
- 1 muỗng canh (15 ml) bột collagen (tùy chọn)
- 5-10 giọt stevia lỏng, hoặc nếm thử

SỰ CHUẨN BỊ

1. Vì nó có chứa nghệ và gừng, hai loại thảo mộc chống viêm nên nhiều người tin rằng sữa vàng hoặc sữa vàng có đặc tính chữa bệnh. Phiên bản này đã thêm gia vị chai cổ điển. Một tách ấm giúp bạn thư giãn vào buổi tối.

2. Đun nóng sữa hạt, nghệ, chai gia vị và hạt tiêu trong chảo mà không cần đun sôi. Nấu chậm trong vài phút.

3. Chung vani , dầu dừa , bột collagen (nếu có) đã qua sử dụng) và stevia ngón chân .

4. Với một máy xay tốt   trộn cho đến khi hình thành bọt. Nếm và điều chỉnh độ ngọt với cỏ ngọt (không quá tay).

72. Nước hầm xương gà

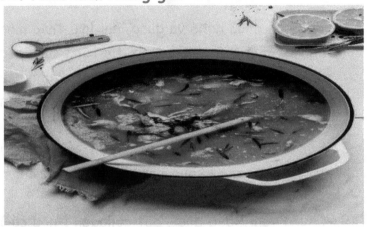

THÀNH PHẦN

- 4 chén (300 đến 400 g) xương gà hoặc thân thịt từ một con gà 1,4 kg
- 2 hoặc 3 cốc (150 đến 300 g) rau vụn (xem Hội đồng); hoặc 1 củ hành tây xắt nhỏ, còn vỏ và rễ nếu được trồng hữu cơ, 2 cọng cần tây và 2 củ cà rốt thái hạt lựu, trong đó có 2 tép tỏi đập dập
- 1 muỗng canh (15 ml) gừng tươi xắt nhỏ
- 10 hạt tiêu đen
- 1 lá nguyệt quế
- Các loại thảo mộc tươi, chẳng hạn như húng tây hoặc hương thảo (tùy chọn)

SỰ CHUẨN BỊ

1. Phương pháp 1: Cho xương, rau vụn, tỏi, gừng, hạt tiêu và lá nguyệt quế vào một cái chảo lớn với lượng nước vừa đủ để ngập tất cả các nguyên liệu. Đun sôi và khi nó sôi giảm nhiệt độ để đun nhỏ lửa. Nấu trong vài giờ, càng lâu càng tốt, theo dõi mực nước và thêm chất lỏng nếu quá thấp.

2. Cách 2: Cho nguyên liệu vào nồi nấu chậm với lượng nước vừa đủ. Che và kiểm soát nhiệt ở mức tối thiểu. Hãy để nó nấu trong ít nhất tám giờ, mặc dù kết quả sẽ tốt hơn nếu nấu lâu hơn. Bạn có thể nấu nước dùng trong 24 giờ hoặc hơn.

3. Phương pháp 3: Cho tất cả nguyên liệu vào nồi Instant Pot hoặc nồi áp suất điện tương tự và đổ đầy nước (không vượt quá vạch đánh dấu tối đa). Đóng nắp và nấu trong hai giờ. Để áp suất tăng tự nhiên trước khi mở bình.

4. Khi nước dùng đã sẵn sàng, lọc bằng rây mị n và để nguội nhanh. Cách dễ nhất để làm điều này là đặt phích cắm trên bồn rửa và đổ nước đá vào nửa chừng. Đặt một bát kim loại hoặc nồi kim loại sạch vào nước đá và đổ nước dùng qua rây.

5. Khi nước dùng nguội, hãy chuyển nước dùng vào hộp đựng sạch (ví dụ: lọ thủy tinh có nắp vặn)

và cho vào tủ lạnh hoặc ngăn đông nếu bạn không định sử dụng nước dùng trong vài ngày.

73. SỮA HẠT

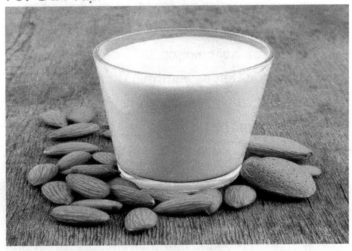

THÀNH PHẦN

- 1 cốc (100 g) hạt thô (hạnh nhân, quả phỉ, hạt điều, quả hồ đào hoặc hạt mắc ca)

- 4 cốc (1 L) nước lọc cộng với một lượng bổ sung để ngâm
- 1 muỗng cà phê (5 ml) chiết xuất vani (tùy chọn)
- ¼ thìa cà phê (1 ml) muối (không bắt buộc)
- muỗng cà phê (2 ml) bột quế (tùy chọn) Chất làm ngọt dành cho người ăn kiêng Keto, để nếm thử (tùy chọn)

SỰ CHUẨN BỊ

1. Loại sữa này rất ngon và có thể là một lựa chọn tuyệt vời cho những người ăn kiêng ketogenic muốn tránh nhiều sản phẩm từ sữa. Tuy nhiên, sữa hạt thương mại thường chứa các thành phần và chất làm ngọt không được chấp nhận. May mắn thay, làm chúng rất dễ dàng và bạn có thể sử dụng bất kỳ loại hạt nào bạn có trong tay.

2. Cho các loại hạt vào bát hoặc lọ thủy tinh và đậy kín bằng nước lọc. Để chúng ở nhiệt độ phòng trong ít nhất bốn giờ, mặc dù tốt hơn là

giữ chúng trong tám giờ hoặc qua đêm (tối đa 24 giờ).

3. Xả và rửa sạch các loại hạt. Cho chúng vào ly máy xay sinh tố và đánh ở công suất tối đa với bốn cốc nước lọc thành hỗn hợp đồng nhất.

4. Lọc qua một miếng vải mỏng hoặc khăn rửa chén sạch. Vắt bã để loại bỏ càng nhiều sữa càng tốt (xem Mẹo).

5. Nếu bạn quyết định thêm bất kỳ thành phần tùy chọn nào, hãy rửa sạch ly, đổ sữa và các thành phần tùy chọn vào và đánh cho đến khi thu được kết cấu đồng nhất.

6. Cho sữa khô vào hộp kín và bảo quản trong tủ lạnh. Nó sẽ mất năm ngày.

74. MAC VÀ PHÔ MAI ÍT BÉO

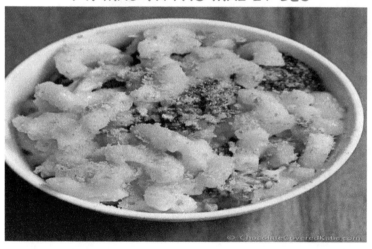

THÀNH PHẦN

- .1 1/2 tấn. mì ống nấu chín và để ráo nước .
- 1 nhỏ hành tây , xắt nhỏ .

- 9 lát , 2/3 oz mạnh độ nghiêng phô mai cheddar .
- 1 lon 12 oz bốc hơi độ nghiêng sữa .
- 1/2 t. nước dùng gà ít natri.
- 2 1/2 muỗng canh (các) muỗng canh bột mì xung quanh
- .1/4 muỗng cà phê nước sốt worcestershire .
- 1/2 muỗng cà phê mù tạt khô.
- 1/8 muỗng cà phê tiêu.
- 3 muỗng canh vụn bánh mì.
- 1 muỗng canh (các) bơ thực vật, làm mềm

SỰ CHUẨN BỊ

2. Trong một đĩa nướng sâu lòng đã xị t dầu thực vật, phết 1/3 số mì ống, 1/2 số hành tây và pho mát. Lặp lại các lớp, kết thúc bằng mì ống. Đánh sữa, nước dùng, bột mì, mù tạt, sốt Worcestershire và hạt tiêu cho đến khi hòa quyện. Đổ qua các lớp. Kết hợp vụn bánh mì và bơ thực vật, sau đó rắc lên trên. Nướng không đậy nắp ở 375 độ trong 30 phút cho đến khi nóng và sủi bọt.

75. NƯỚC SỐT ĐẬU PHỘNG GIẢ

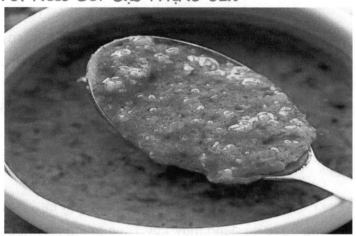

THÀNH PHẦN

- cốc (120 g) bơ hạnh nhân thô
- cốc (120 g) nước cốt dừa béo
- 2 tép tỏi lớn băm nhỏ
- Nước cốt của 1 quả chanh nhỏ
- 2 muỗng canh (30 ml) tamari (nước tương không chứa gluten)
- 1 muỗng canh (15 ml) gừng tươi nạo
- muỗng canh (8 ml) dầu mè nướng (xem ghi chú)
- muỗng canh (8 ml) dầu bơ
- $\frac{1}{4}$ muỗng cà phê (1 ml) ớt đỏ xắt nhỏ (tùy chọn)

SỰ CHUẨN BỊ

1. Tôi thích nước sốt đậu phộng cho rau, thịt gà và tôm. Tuy nhiên, nhiều người đam mê chế độ ăn kiêng cổ sinh và ketogenic cố gắng tránh đậu phộng do lo ngại dị ứng, vì về mặt kỹ thuật, chúng là một loại đậu chứ không phải trái cây sấy khô. Ngoài ra, chúng còn cung cấp nhiều carbohydrate hơn bất kỳ loại trái cây hoặc hạt khô nào. May mắn thay, nước sốt đậu phộng bơ hạnh nhân này vẫn ngon như nguyên bản và không chứa thêm chất làm ngọt. Đừng thử tất cả trong một bật lên _ ăn !

2. Kết hợp tất cả các thành phần trong một bát vừa hoặc sử dụng máy xay thực phẩm nhỏ hoặc máy trộn cầm tay. Bảo quản trong tủ lạnh trong hộp kín. Nó sẽ mất hai hoặc ba ngày.

76. SỐT MAYONNAISE VÀ PHÔ MAI XANH PRIMAL KITCHEN

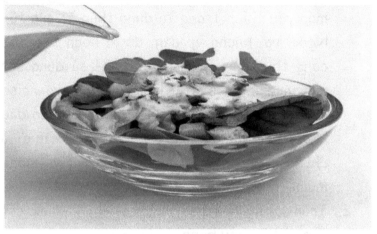

THÀNH PHẦN

- cốc (120 g) Mayonnaise Primal Kitchen ½ nước cốt chanh
- ¼ cốc (60 ml) nước cốt dừa béo hoặc kem nặng
- ¼ thìa cà phê (1 ml) hạt tiêu đen, hoặc nhiều hơn nếu cần ¼ cốc (60 ml) phô mai xanh vụn
- Muối (tùy chọn)

SỰ CHUẨN BỊ

1. Tôi có thể không công bằng lắm, nhưng sốt mayonnaise Primal Kitchen là một trong những món yêu thích trong tủ đựng thức ăn của tôi. Ngoài ra, hương vị đậm đà là hoàn hảo cho công thức này. Bạn cũng có thể sử dụng sốt mayonnaise tự làm hoặc loại sốt mayonnaise đóng gói khác nếu tìm thấy loại không có dầu không bão hòa đa, mặc dù bạn có thể cần điều chỉnh hương liệu để có được hương vị mong muốn.
2. Trộn sốt mayonnaise, nước cốt chanh, nước cốt dừa và hạt tiêu bằng máy đánh trứng.
3. Thêm phô mai xanh và khuấy đều. Hãy thử và thêm muối và nhiều hạt tiêu nếu muốn.

77. PERFECT VINAIGRETTE (VỚI CÁC BIẾN THỂ)

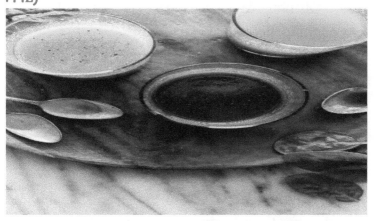

THÀNH PHẦN

- 1 củ hẹ nhỏ, thái nhỏ
- 3 muỗng canh (45 ml) giấm rượu táo
- muỗng cà phê (1 ml) muối kosher
- muỗng cà phê (1 ml) hạt tiêu đen ½ muỗng cà phê (2 ml) mù tạt Dijon
- ¾ cốc (180 ml) dầu ô liu nguyên chất

SỰ CHUẨN BỊ

1. Hầu như tất cả các loại nước xốt salad công nghiệp đều chứa dầu không bão hòa đa gây viêm nhiễm. May mắn thay, việc chuẩn bị chúng ở nhà rất nhanh chóng và dễ dàng, đồng thời là một cách tuyệt vời để thêm chất béo lành mạnh vào bữa ăn.

2. Trong một lọ nhỏ có nắp, kết hợp hẹ tây, giấm, muối và hạt tiêu.

3. Thêm mù tạt và dầu ô liu. Đóng chặt chai và lắc mạnh.

biến thể

- Giấm chanh: thay giấm bằng một lượng nước chanh mới vắt tương đương và thêm 1 thìa canh (15 ml) vỏ chanh.

- Sốt kiểu Hy Lạp: Thêm 1 thìa cà phê (4 ml) lá oregano khô, húng quế khô và tỏi nghiền.

78. "PHÔ MAI" MẮC CA VÀ LÁ HẸ

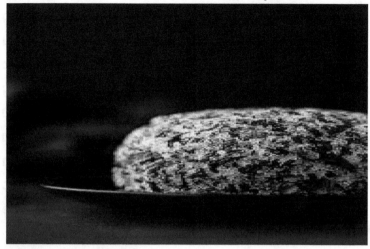

THÀNH PHẦN

- 2 cốc (250 g) hạt mắc ca thô
- 2 muỗng canh (30 ml) nước cốt chanh mới vắt
- muỗng cà phê (1 ml) muối biển mịn
- muỗng cà phê (1 ml) hạt tiêu đen
- muỗng cà phê (1 ml) bột hành tây
- muỗng cà phê (1 ml) tỏi nghiền
- 1 hoặc 2 muỗng canh (15 đến 30 ml) nước nóng
- 3 hoặc 4 muỗng canh (45 đến 60 ml) hẹ tươi xắt nhỏ

SỰ CHUẨN BỊ

1. "Phô mai" hạt là một lựa chọn tuyệt vời cho những người đam mê chế độ ăn keto, những người không dung nạp nhiều sữa nhưng vẫn yêu thích vị kem thơm ngon của phô mai. Hạt mắc ca được sử dụng trong công thức này, nhưng cũng có thể sử dụng các loại hạt khác. Hạt điều rất linh hoạt, mặc dù chúng chứa nhiều carbohydrate hơn (xem công thức làm kem điều cơ bản) Luôn bắt đầu với hạt thô, vì các loại rang thường chứa các loại dầu không thể chấp nhận được.

2. Sử dụng máy xay sinh tố thủy tinh hoặc máy xay thực phẩm, đánh hạt mắc ca với nước cốt chanh, muối, hạt tiêu, bột hành và tỏi nghiền thành hỗn hợp đặc và vụn. Cào tường nếu cần thiết.

3. Khi máy trộn hoặc máy xay thực phẩm đang chạy, thêm nước từng chút một cho đến khi hỗn hợp có độ đặc mong muốn. Có thể dừng lại khi "phô mai" vẫn còn kết cấu nhẹ hoặc tiếp tục đánh cho đến khi thật đồng nhất.

4. Đổ hẹ vào và nhấn công tắc nhiều lần để trộn mọi thứ.

79. SỐT LÁ CÀ RỐT

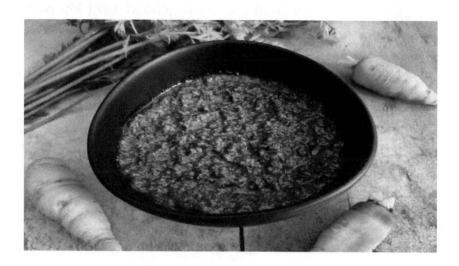

THÀNH PHẦN

- 1 cốc (30 g) lá và thân cà rốt
- cốc (30 g) hạt mắc ca thô
- cốc (30 g) quả phỉ thô
- 1 tép tỏi nhỏ nghiền nát
- $\frac{1}{4}$ cốc (25 g) phô mai Parmesan nạo
- chén (180 g) dầu ô liu nguyên chất Muối và hạt tiêu

SỰ CHUẨN BỊ

1. Lá cà rốt được đánh giá rất thấp. Tôi thường để dành phần của tôi để cho vào nồi khi ninh xương, nhưng khi có đủ nước dùng, tôi sẽ làm một ít sốt pesto này.

2. Trong một bộ xử lý thực phẩm nhỏ, đánh lá cà rốt, các loại hạt, tỏi và pho mát cho đến khi trộn đều. Làm xước thành bát.

3. Khi máy xay thực phẩm đang chạy, dần dần thêm dầu ô liu cho đến khi sốt pesto có độ đặc mong muốn. Hãy thử và muối và hạt tiêu.

80. BƠ ỚT VÀ THỊT XÔNG KHÓI

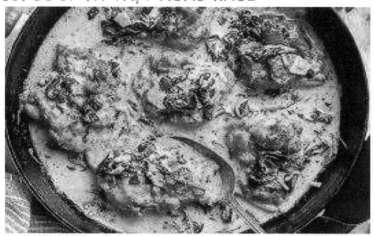

THÀNH PHẦN

- 2 lát thịt xông khói (không quá dày)
- chén (100g) bơ lạt ở nhiệt độ phòng 1 tép tỏi thái lát mỏng
- muỗng cà phê (2 ml) ớt bột ngọt
- muỗng cà phê (2 ml) ớt cay
- muỗng cà phê (2 ml) oregano khô xay
- $\frac{1}{4}$ thìa cà phê (1 ml) thì là xay
- 1/8 thìa cà phê (0,5 ml) bột hành $\frac{1}{2}$ thìa cà phê (2 ml) muối kosher
- $\frac{1}{4}$ thìa cà phê (1 ml) hạt tiêu đen

SỰ CHUẨN BỊ

1. Bạn đã đọc đúng: Công thức này kết hợp hai sản phẩm yêu thích của chúng tôi, thịt xông khói và bơ. Nó hoàn hảo để ăn kèm với bít tết ngon ngọt hoặc một đĩa trứng bác. Để thay đổi, hãy thử xiên tôm, cải Brussels nướng hoặc một củ khoai lang thật nóng vào ngày bạn quyết định cắt giảm lượng carb.

2. Nướng thịt xông khói trong chảo khoảng ba phút cho đến khi giòn. Chuyển nó vào một chiếc khăn giấy để ráo nước. Tiết kiệm mỡ thịt xông khói để sử dụng trong công thức khác.

3. Cắt bơ thành miếng và đặt vào một cái bát nhỏ. Nghiền nát chúng bằng nĩa.

4. Thêm tỏi, ớt bột ngọt và cay, oregano, thì là, bột hành tây, muối và hạt tiêu và trộn đều.

5. Băm nhỏ hoặc cắt lát thịt xông khói. Thêm nó vào bơ và khuấy đều.

6. Phết hỗn hợp bơ lên miếng giấy nướng dài khoảng 30 cm, nặn thành hình trụ rồi cuộn chặt lại. Vặn các đầu để đóng nó lại.

7. Bảo quản bơ trong tủ lạnh cho đến khi sử dụng (cũng có thể để đông lạnh).

81. PATE GAN GÀ

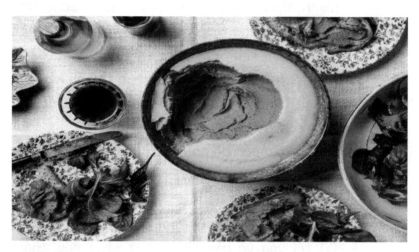

THÀNH PHẦN

- 225 g gan gà
- 6 thìa canh (85 g) bơ
- 2 muỗng canh (30 ml) mỡ thịt xông khói
- hành tây nhỏ cắt thành vòng 1 tép tỏi phi lê lớn
- 2 thìa canh (30 ml) giấm rượu vang đỏ
- 1 muỗng canh (15 ml) giấm balsamic
- 1 muỗng cà phê (5 ml) mù tạt Dijon
- muỗng canh (75 ml) hương thảo tươi xắt nhỏ
  Muối và hạt tiêu cho vừa ăn
- Mảnh muối (loại Maldon) để trang hoàng

SỰ CHUẨN BỊ

181

1. Gan là một trong những loại thực phẩm lành mạnh nhất còn tồn tại, vì vậy thật đáng tiếc khi nó bị mang tiếng xấu như vậy. Hi vọng món pate thơm ngon này sẽ giúp bạn thay đổi suy nghĩ về món ăn ngôi sao này. Có thể ăn kèm với nhánh cần tây, lát dưa chuột hoặc ớt đỏ. Và thậm chí với những lát táo.

2. Loại bỏ xơ các bộ phận của gan . Đun chảy hai thìa canh (30 ml) bơ và mỡ thịt xông khói trên lửa vừa trong chảo vừa. Thêm hành tây và gan và thùng rác sáu đến tám phút .

3. Đổ tỏi vào và nấu thêm một phút nữa. Giảm nhiệt một chút và thêm hai loại giấm, mù tạt và hương thảo. Nấu trong khoảng năm phút, cho đến khi hầu hết chất lỏng bay hơi hết và gan chín hẳn . là .

4. Chuyển toàn bộ nội dung của chảo sang một bộ xử lý thực phẩm. Nhấn công tắc nhiều lần để trộn mọi thứ. Cạo thành bát và thêm hai thìa canh (30 g) bơ. Xử lý cho đến khi bạn có được kết cấu khá đồng nhất. Cào lại thành bát. Thêm hai muỗng canh (30 g) bơ còn lại và chế biến cho đến khi bơ có kết cấu hoàn toàn đồng nhất.

5. Hãy thử và muối và hạt tiêu. Chuyển mì ống vào từng bát riêng lẻ và đậy bằng giấy bạc trong suốt. Bảo quản nó trong tủ lạnh. Rắc mỗi bát với một ít muối biển trước khi phục vụ.

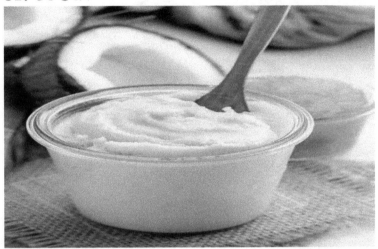

THÀNH PHẦN

- 4 cốc (350 đến 400 g) dừa bào không đường

SỰ CHUẨN BỊ

1. Nếu bạn chưa bao giờ thử bơ dừa, bạn sẽ có một bất ngờ thú vị. Bạn có thể thêm nó vào cà phê hoặc sinh tố, trộn với các loại rau củ, dùng trong món cà ri hoặc ăn thành một lớp dày trên một vài lát táo hoặc một miếng sô cô la đen. Ngoài ra, nó là thành phần chính của máy bơm mỡ. Bạn luôn muốn có một chai trong tay!

2. Nếu sử dụng máy xay thực phẩm: Cho dừa bào vụn vào máy xay thực phẩm và đánh trong tối

đa 15 phút, làm xước thành nếu cần (một số máy nhà bếp mất nhiều thời gian hơn).

3. Nếu sử dụng máy xay sinh tố thủy tinh: Thêm một nửa số dừa nạo vào ly và đánh trong một phút. Thêm phần còn lại và tiếp tục đập trong tối đa mười phút, làm xước tường nếu cần. Đảm bảo máy xay không quá nóng!

4. Chuyển bơ dừa vào hộp kín cho đến khi sẵn sàng sử dụng (có thể bảo quản bơ ở nhiệt độ phòng). Nếu cần, hãy hâm nóng trong lò vi sóng từ 5 đến 10 giây trước khi ăn.

5. Trong cả hai phương pháp, bơ dừa đều trải qua ba giai đoạn. Đầu tiên nó trở nên rất vụn, sau đó nó trở thành chất lỏng dạng hạt và cuối cùng nó có kết cấu đồng nhất. Nếu bạn không chắc liệu quy trình đã hoàn tất hay chưa, hãy thử. Sản phẩm cuối cùng phải đồng nhất và hơi sần sùi, giống như bơ hạt mới xay.

83. PATE CÁ HỒI XÔNG KHÓI

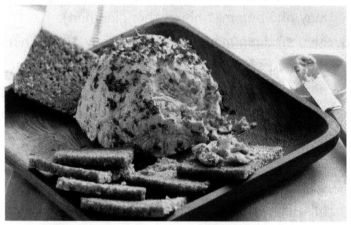

THÀNH PHẦN

- 4 muỗng canh (60 g) bơ ở nhiệt độ phòng
- 1 muỗng canh (15 g) dầu ô liu nguyên chất
- 2 muỗng canh (30 ml) hẹ tươi xắt nhỏ
- 2 muỗng canh (30 ml) bạch hoa khô (30 ml)
- 2 muỗng canh (30 ml) nước cốt chanh mới vắt
- 225g phi lê cá hồi nấu chín, không xương hoặc không da
- 115 g cá hồi hun khói cắt khối vuông nhỏ Muối và hạt tiêu cho vừa ăn

SỰ CHUẨN BỊ

1. Đó là một cách tuyệt vời để tận dụng thức ăn thừa của cá hồi. Chế phẩm này, được đóng gói với chất béo lành mạnh, có thể được dùng vào bữa sáng, bữa trưa hoặc bữa tối hoặc như một bữa ăn nhẹ lành mạnh. Nó được làm trong vài phút, nhưng hương vị thơm ngon đến mức có thể gây ấn tượng với những vị khách ở những quán ăn kén chọn nhất. Cho một vài muỗng canh lên một số lá rau diếp xoăn hoặc rau diếp xoăn để trình bày nó một cách trang nhã.

2. Trong một bát vừa, trộn bơ và dầu ô liu bằng nĩa. Thêm hẹ, nụ bạch hoa và nước cốt chanh.

3. Dùng nĩa để chia cá hồi đã nấu chín thành từng miếng nhỏ và thêm vào hỗn hợp bơ. Thêm cá hồi hun khói và khuấy đều, nhưng nghiền nhẹ. Đổ đầy một cái bát, đậy nắp và để trong tủ lạnh cho đến khi ăn pa tê.

84. Ô LIU VỚI CÁC LOẠI HẠT

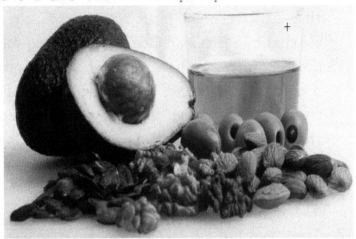

THÀNH PHẦN

- 1 cốc (250 ml) ô liu không xương (dùng hỗn hợp xanh và đen)
- 2 phi lê cá cơm trong dầu ô liu (xem Mẹo)
- cốc (60 ml) quả óc chó xắt nhỏ 1 tép tỏi nghiền
- 1 muỗng canh (15 ml) nụ bạch hoa để ráo nước
- 1 muỗng canh (15 ml) húng quế tươi xắt nhỏ
- 3 muỗng canh (45 ml) dầu ô liu nguyên chất

SỰ CHUẨN BỊ

1. Ô liu truyền thống là hỗn hợp của ô liu, nụ bạch hoa, cá cơm và hành tây được nghiền nát và thường được phục vụ với bánh mì nướng nhỏ. Đó là một cách tuyệt vời để đưa những con cá nhỏ giàu axit béo omega này vào chế độ ăn uống của chúng ta. Cảm giác giòn của các loại hạt thay thế cho bánh mì nướng. Phục vụ ô liu này trên lát dưa chuột hoặc ớt đỏ, phết nó lên gà rán hoặc thêm dầu ô liu để sử dụng làm nước xốt salad.

2. Trong một bộ xử lý thực phẩm nhỏ (hoặc trong xi-rô), trộn các thành phần và nhấn công tắc mười lần. Cạo các cạnh của bát và tiếp tục ép cho đến khi ô liu có độ đặc mong muốn.

3. Chuyển sang một cái bát, đậy bằng giấy bạc trong suốt và để trong tủ lạnh cho đến khi dùng.

85. NỒI NẤU CHẬM CARNITAS

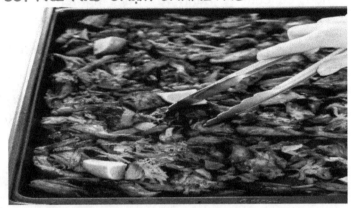

THÀNH PHẦN

- 1 thìa cà phê (5 ml) muối kosher
- 1 thìa cà phê (5 ml) thì là xay
- 1 thìa cà phê (5 ml) oregano khô
- muỗng cà phê (2 ml) tiêu đen 1 vai heo rút xương (1,8 kg)
- 1 cốc (250 ml) nước dùng gà hoặc bò 1 quả cam thái lát mỏng
- hành tây thái nhỏ
- Rau mùi tươi xắt nhỏ
- bơ thái hạt lựu
- củ cải thái lát mỏng
- nêm vôi
- Nhẫn Jalapeño
- Xà lách hoặc lá bắp cải

SỰ CHUẨN BỊ

1. Nếu tôi có một tuần bận rộn trước mắt, tôi chuẩn bị carnitas cho cả tuần vào Chủ nhật. Cách tốt nhất để hâm nóng chúng là đặt chúng trên khay lò bên dưới vỉ nướng nằm.

2. Trong một bát nhỏ, kết hợp muối, thì là, rau oregano và hạt tiêu. Loại bỏ chất béo dư thừa khỏi thịt (chúng tôi quan tâm đến việc giữ lại một số chất béo, vì vậy chỉ cần loại bỏ những phần lớn). Chà thịt với hỗn hợp muối và gia vị.

3. Thêm nước dùng vào đáy nồi nấu chậm. Cho thịt vào và phủ các lát cam lên trên. Nấu nó trong khoảng từ tám đến 10 giờ ở nhiệt độ thấp (tùy chọn ưu tiên) hoặc sáu giờ ở nhiệt độ cao.

4. Cẩn thận lấy thịt ra khỏi nồi nấu chậm và loại bỏ các lát cam. Kéo thịt ra bằng hai cái nĩa.

5. Nếu muốn, hãy phết thịt vụn lên đĩa hoặc đĩa nướng. Bật vỉ nướng ở nhiệt độ thấp và đặt giá nướng cách nhiệt khoảng 4 inch. Đặt đĩa thịt dưới vỉ nướng và để thịt giòn lên nhưng đảm bảo thịt không bị cháy.

6. Chia thành các phần và phục vụ với các thành phần tùy chọn. Nếu muốn, hãy ăn kèm với rau diếp hoặc lá bắp cải để làm bánh tét thời kỳ đồ đá cũ chuẩn bị.

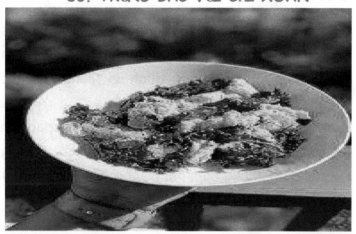

THÀNH PHẦN

- 2 muỗng canh (30 ml) mỡ thịt xông khói hoặc dầu bơ
- chén (50 g) hành tím băm nhỏ và 40 g ớt đỏ băm nhỏ 1 tép tỏi phi lê
- 1 thìa canh (5 g) cà chua nướng hoặc sấy khô (xem ghi chú) 2 cốc (475 g) carnitas trong nồi nấu chậm
- 1 thìa cà phê (5 ml) muối kosher
- 1 thìa cà phê (5 ml) oregano khô
- $\frac{3}{4}$ muỗng cà phê (4 ml) thì là hạt tiêu đen xay tươi
- 2 cốc (30 g) lá cải xoăn xắt nhỏ ($\frac{1}{2}$ bó) $\frac{1}{2}$ nước cốt chanh
- 1/3 cốc (30 g) phô mai cheddar bào nhỏ

SỰ CHUẨN BỊ

1. Đây là một cách tuyệt vời để tận dụng carnitas còn sót lại để làm một món ăn khác. Tôi thích ăn sáng khi tôi không thích ăn trứng tại thức ăn.

2. Đun nóng mỡ thịt xông khói trong chảo lớn trên lửa vừa. Đổ hành tây và hạt tiêu. Thùng rác suốt trong năm phút, cho đến khi rau bắt đầu mềm. Thêm tỏi và nấu thêm một phút nữa.

3. Thêm cà chua và thịt. Trộn cho đến khi nóng.

4. Trong một bát nhỏ, kết hợp muối, lá oregano, thì là và hạt tiêu. Cho vào chảo và khuấy đều.

5. Đổ cải xoăn đã cắt nhỏ vào (bạn có thể phải làm điều này hai lần, tùy thuộc vào kích thước của chảo). Khi cải xoăn bắt đầu mềm, thêm nước cốt chanh và khuấy đều.

6. Rắc đều phô mai, giảm nhiệt và đậy nắp.

7. Nấu cho đến khi phô mai tan chảy (nếu chảo an toàn với lò nướng, có thể đặt chảo dưới vỉ nướng để làm nâu mặt trên).

8. Chia thành hai phần và phục vụ.

87. BÁNH MÌ CUBA GIẢ

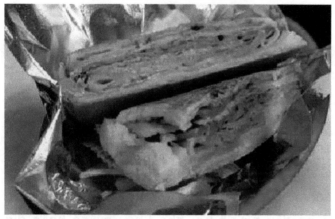

THÀNH PHẦN

- 1 thìa cà phê (5 ml) dầu bơ
- Carnitas nồi nấu chậm 4 cốc (1 kg)
- 1 thìa cà phê (5 ml) muối kosher
- Hạt tiêu đen mới xay
- $\frac{1}{2}$ nước cốt chanh
- 1 chén (250 ml) dưa chua thái lát (loại thường hoặc cay, không ngọt)
- 6 lát giăm bông nấu chín mỏng (có chất lượng tốt nhất có thể)
- 3 muỗng canh (45 ml) mù tạt Dijon
- 2 cốc (180 g) phô mai Thụy Sĩ cắt nhỏ

SỰ CHUẨN BỊ

1. Một ý tưởng tuyệt vời khác để tận dụng thịt carnitas còn sót lại. Cách làm bánh sandwich truyền thống của Cuba này đã loại bỏ phần bánh mì và để lại phần ngon nhất: phần nhân thơm ngon. Ăn nó bằng dao và nĩa hoặc bọc trong lá bắp cải.

2. Đặt giá nướng ở khoảng cách từ 10 đến 15 cm so với vỉ nướng và bật ở nhiệt độ tối thiểu. Sử dụng dầu bơ để bôi nhẹ khay nướng hoặc đĩa nướng sẵn sàng. Trải thịt heo đã xé thành một lớp khoảng 2 cm. Nêm và rắc nước cốt chanh. Đặt bên dưới gà thịt và gratin trong khoảng hai phút, cho đến khi mặt trên bắt đầu chuyển sang màu nâu.

3. Lấy khay ra khỏi lò mà không tắt vỉ nướng. Sắp xếp các lát dưa chuột, tiếp theo là giăm bông. Sử dụng mặt sau của thìa hoặc thìa để nhẹ nhàng phết mù tạt lên các lát giăm bông. Rắc phô mai thành một lớp đồng nhất trên giăm bông.

4. Đặt đĩa trở lại lò nướng trong một đến hai phút để phần trên cùng có màu nâu. Quan sát sao cho phô mai tan chảy và bắt đầu sủi bọt và có màu nâu mà không bị cháy.

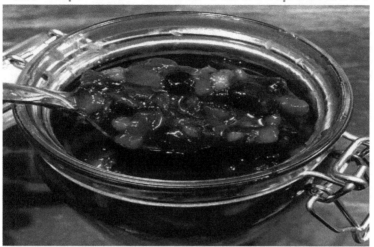

THÀNH PHẦN

- 700 g thịt bò bằm
- 1 muỗng cà phê (5 ml) muối hồng Himalaya
- muỗng cà phê (2 ml) tiêu xay
- muỗng cà phê (2 ml) bột quế
- cốc (120 ml) bơ hạnh nhân thô

SỰ CHUẨN BỊ

1. Trong một công thức đơn giản như vậy, điều quan trọng nhất là chất lượng của nguyên liệu. Tôi khuyên bạn nên dùng thịt bò xay Wagyu, một loại bò Nhật Bản tương tự như Kobe (nếu bạn không thể tìm thấy nó ở các cửa hàng gần bạn, bạn có thể đặt hàng trực tuyến). Thoạt nhìn, công thức này có vẻ hơi lạ, nhưng thử lần sau bạn sẽ phải cưỡng lại nó trong một thời gian dài. Món ăn này cung cấp cho bạn rất nhiều năng lượng và cảm giác no lâu mà bạn có thể đi bộ sáu giờ qua một khu rừng nhiệt đới. Khi đến lượt bạn nấu ăn, hãy nhân các nguyên liệu lên năm người xung quanh các bạn cùng lớp của bạn tại cho ăn.

2. Trong một chảo vừa, chiên thịt trên lửa vừa trong sáu đến tám phút cho đến khi chín kỹ. Thêm muối, hạt tiêu và quế. Khuấy đều.

3. Thêm bơ hạnh nhân vào muỗng canh và khuấy mạnh. Khi kết hợp tốt, loại bỏ nhiệt. Chia thành bốn bát và phục vụ ngay lập tức.

89. CÁ NGỪ NHẬT OM SỐT CHANH THẢO MỘC

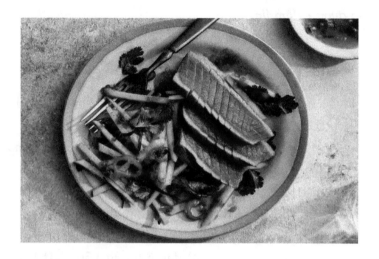

THÀNH PHẦN
- 170 g bít tết cá ngừ nhạt cho sushi
- Muối biển

- Hạt tiêu đen mới xay
- 2 muỗng canh (30 ml) dầu bơ

thảo dược + đậm lima

- 1 cốc (150 g) rau mùi tươi
- 1 cốc (150 g) mùi tây tươi
- 1 thìa cà phê (5 ml) vỏ chanh
- Nước ép của 2 quả chanh nhỏ (1½ đến 2 muỗng canh; 25 ml)
- 2 muỗng canh (30 ml) tamari (nước tương không chứa gluten)
- 1 muỗng canh (15 ml) dầu mè nướng
- 1 tép tỏi, thái lát mỏng hoặc đập dập
- Một miếng gừng tươi 1 inch, thái nhỏ hoặc bào
- ½ cốc (60 đến 120 ml) dầu ô liu nguyên chất hoặc dầu bơ Một nhúm ớt đỏ xắt nhỏ (tùy chọn)

SỰ CHUẨN BỊ

1. Chuẩn bị cá ngừ áp chảo nhẹ có vẻ khó, nhưng không phải vậy. Nếu bạn muốn một món ăn nhanh chóng và dễ dàng sẽ gây ấn tượng với khách của bạn, thì đây là món ăn lý tưởng. Phục vụ cá ngừ với món salad xanh đơn giản.

2. Cắt bít tết cá ngừ thành hai hoặc ba phần hình chữ nhật dài. Tiêu hai mặt của mỗi miếng.

3. Cho rau mùi và mùi tây vào máy xay thực phẩm nhỏ (xem ghi chú). Cắt nhỏ các loại thảo mộc. Thêm vỏ và nước cốt chanh, tamari, dầu mè, tỏi và gừng.

Nhấn công tắc nhiều lần để trộn đều. Làm xước thành bát.

4. Trong khi robot đang chạy, từ từ thêm dầu ô liu. Cào tường một lần nữa và nhấn công tắc nhiều lần. Nếu nước sốt quá đặc, hãy thêm nhiều dầu hơn cho đến khi đạt được độ đặc mong muốn.

5. Đun nóng dầu bơ trong chảo lớn trên lửa vừa cho đến khi khá nóng. Cẩn thận đặt cá ngừ vào dầu và om trong một phút ở mỗi bên mà không di chuyển. Cá ngừ sẽ chuyển sang màu hồng ở trung tâm. Nếu bạn muốn làm nhiều hơn, bạn cần tăng một chút thời gian nấu.

6. Lấy cá ngừ ra khỏi chảo, cắt thành miếng dày khoảng 15 mm, thêm nước sốt và phục vụ.

90. CÀ CHUA NHỒI

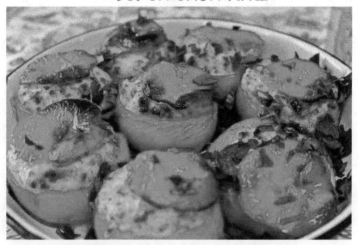

THÀNH PHẦN

- 6 quả cà chua vừa
- 225 g thịt bò xay
- 1 thìa cà phê (5 ml) húng quế khô
- ½ thìa cà phê (2 ml) muối kosher

- muỗng cà phê (1 ml) hạt tiêu đen 6 quả trứng vừa

SỰ CHUẨN BỊ

1. Công thức đơn giản này sẽ ngon hơn khi được chế biến với cà chua tươi từ vườn. Nếu muốn, bạn có thể sử dụng gà tây hoặc thị t gà, thậm chí cả thị t cừu.

2. Làm nóng lò ở 200°C. Cắt cuống cà chua bằng dao sắc. Cẩn thận loại bỏ hạt bằng thìa và loại bỏ.

3. Đặt cà chua vào một cái chảo nhỏ phù hợp với lò nướng hoặc sử dụng khay muffin có khoang lớn. Nướng trong năm phút.

4. Trong chảo vừa, rán thị t trong khoảng 25 phút cho đến khi chín kỹ. Nêm muối và hạt tiêu và thêm húng quế.

5. Lấy cà chua ra khỏi lò và chỉ bật chế độ nướng (nếu có thể điều chỉnh, ở nhiệt độ thấp). Chia thịt thành sáu phần và đặt chúng vào cà chua bằng thìa.

6. Bóc một quả trứng trong mỗi quả cà chua và thêm một chút muối và hạt tiêu.

7. Đặt cà chua vào lò nướng, cách vỉ nướng từ 4 đến 6 inch, trong khoảng 5 phút, cho đến khi lòng trắng trứng đông lại và lòng đỏ vẫn còn chảy nước.

91. GÀ RÁN NGON NHẤT

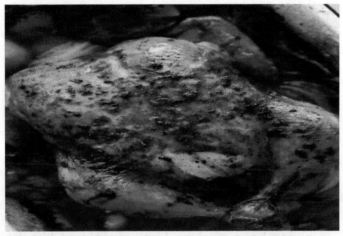

THÀNH PHẦN

- 4 nửa ức gà không xương, không da (khoảng 1 kg)
- 3 thìa canh (45 ml) muối kosher
- Khối nước đá

- 2 muỗng canh (30 ml) dầu bơ
- 2 muỗng canh (30 ml) gia vị gà (đảm bảo không thêm đường)

SỰ CHUẨN BỊ

1. Món gà ngon này chắc chắn sẽ nhanh chóng trở thành một trong những món ăn yêu thích của gia đình. Ngon miệng với salad đa dạng, gói trong lá bắp cải với một phần xốt mayonnaise Primal hoặc đơn giản ăn kèm với rau củ nướng yêu thích. Bí mật là nước muối, giữ cho thịt gà mềm và ngon.

2. Cắt mỗi ức gà theo đường chéo thành ba phần thuôn dài.

3. Đun sôi một cốc (240 ml) nước. Trộn nước sôi và muối trong một bát thủy tinh hoặc kim loại lớn. Khi muối đã tan hết, đổ một lít nước lạnh và vài viên đá vào. Cho miếng gà vào và ngập

nước lạnh 2-5 cm. Cho vào tủ lạnh trong một phần tư giờ.

4. Xả thịt gà. Nếu bạn không muốn bị mặn, hãy rửa sạch ngay bây giờ, mặc dù điều đó là không cần thiết. Trộn dầu và gia vị gà trong bát rỗng. Sau đó cho gà vào chảo dầu. Để yên trong vài phút.

5. Làm nóng vỉ nướng trên lửa vừa. Khi nóng, đặt miếng gà và đậy nắp. Nướng trong khoảng bốn phút, lật và nướng thêm ba hoặc bốn phút nữa cho đến khi nhiệt độ bên trong đạt 75°C.

6. Lấy gà ra khỏi vỉ nướng và phục vụ.

92. THỊT GÀ XIÊN

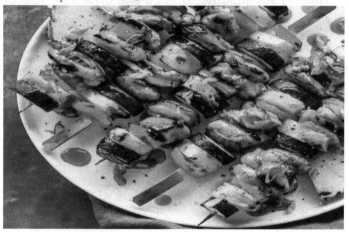

THÀNH PHẦN

- 1 kg nửa ức gà không da và không da
- 24 cái nấm nhỏ (khoảng 225 g)
- 1 củ hành vàng lớn
- 2 quả ớt chuông (màu tùy thích)
- cốc (60 ml) dầu bơ 1 thìa cà phê (5 ml) lá oregano khô
- 1 thìa cà phê (5 ml) húng quế khô ½ thìa cà phê (2 ml) tỏi nghiền ½ thìa cà phê (2 ml) muối kosher

- ½ thìa cà phê (2 ml) hạt tiêu đen
- 8 xiên ngắn (ngâm nước nếu bằng gỗ hoặc tre)

SỰ CHUẨN BỊ

1. Thịt xiên là món ăn ưa thích của tôi khi mọi người về nhà để thưởng thức món nướng bình thường vào mùa hè. Bạn có thể chuẩn bị trước, hoặc thậm chí để khách chuẩn bị. Vì chúng chín ngay lập tức, bạn không cần phải chăm sóc món nướng trong khi khách của bạn đang vui vẻ.

2. Cắt mỗi ức gà thành tám hoặc mười miếng có kích thước tương tự nhau và cho vào bát thủy tinh. Nấm rửa sạch, bỏ chân. Cắt hành tây và ớt chuông thành miếng lớn. Đặt mọi thứ vào một cái bát khác.

3. Trộn dầu và gia vị. Đổ một nửa hỗn hợp vào mỗi bát và khuấy đều. Đặt hai bát vào tủ lạnh và ướp trong 20 phút.

4. Xiên thịt gà và rau lần lượt vào xiên. Làm nóng bàn ủi ở nhiệt độ trung bình.

5. Đặt các xiên lên vỉ nướng (hoặc dưới vỉ nướng) trong khoảng ba phút cho mỗi mặt, chuyển sang màu nâu đều khắp, khoảng

6. Tổng cộng mười hoặc mười hai phút. Kiểm tra gà bằng nhiệt kế đọc tức thời để đảm bảo gà đã chín (nhiệt độ bên trong phải là 75°C).

7. Chuyển xiên vào nguồn và phục vụ.

93. MÂM TÔM VÀ MĂNG TÂY

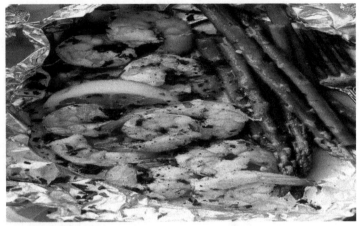

THÀNH PHẦN

- 2 muỗng canh (30 ml) dầu bơ
- 3 tép tỏi băm nhỏ
- 4 thìa canh (60 g) bơ
- 1 bó măng tây (450 g)
- 2 thìa cà phê (10 ml) muối kosher
- 1 thìa cà phê (5 ml) hạt tiêu đen mới xay
- 680 g tôm bóc vỏ
- ½ muỗng cà phê (1-2 ml) ớt đỏ xắt nhỏ (tùy chọn) 1 quả chanh vừa cắt làm đôi
- 1 cốc (90 g) phô mai Parmesan bào
- 2 muỗng canh (30 ml) mùi tây tươi xắt nhỏ (tùy chọn)

SỰ CHUẨN BỊ

1. Tôi không thích rửa soong chút nào, vì vậy việc của tôi là chuẩn bị thức ăn trong một hộp đựng duy nhất. Thêm vào đó, món ăn đơn giản này được thực

hiện trong vòng chưa đầy hai mươi phút. Bạn sẽ
thích nó!

2. Làm nóng lò ở 200°C. Trong một cái chảo nhỏ, đun
   nóng dầu bơ trên lửa vừa. Xào tỏi cho đến khi chúng
   tỏa mùi thơm và không bị thâm, khoảng ba phút.
   Thêm bơ và nấu cho đến khi nó bắt đầu nổi bong
   bóng. Loại bỏ nhiệt.

3. Loại bỏ các đầu cứng của măng tây và đặt các đầu
   vào khay lò. Đổ 2 muỗng canh (30 ml) bơ tỏi lên
   chúng và lật vài lượt để chúng được phủ đều. Trải
   chúng thành một lớp và rắc một nửa số muối và hạt
   tiêu. Đặt vào lò nướng trong năm phút, cho đến khi
   mềm và nướng nhẹ.

4. Đặt măng tây vào một nửa đĩa. Cho tôm vào nửa còn
   lại. Đổ phần bơ còn lại với tỏi lên trên và lật chúng
   lại để chúng được tráng đều. Trải chúng thành một
   lớp duy nhất và rắc phần muối và hạt tiêu còn lại.
   Thêm ớt đỏ nếu muốn. Vắt chanh lên tôm và cắt làm
   tư. Đặt các khoang giữa tôm.

5. Chỉ rắc phô mai Parmesan lên măng tây và đặt đĩa
   vào lò nướng trong vòng 5 đến 8 phút cho đến khi
   tôm mờ đục. Đổ mùi tây lên tôm, nếu dùng và dùng
   ngay.

94. XÚC XÍCH CẢI XOĂN

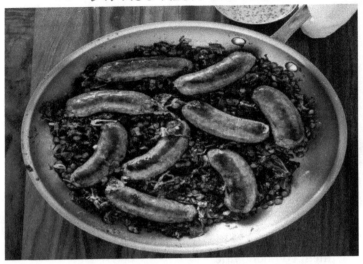

THÀNH PHẦN

- 1 bó cải xoăn các loại
- ½ củ hành vừa
- 1 gói xúc xích gà
- 2 muỗng canh (30 ml) dầu dừa hoặc bơ
- 2 thìa canh (30ml) bơ
- 8 cây nấm rửa sạch thái lát
- 1 thìa cà phê (5 ml) muối kosher
- ½ thìa cà phê (2 ml) hạt tiêu đen
- 1 cốc (250 ml) nước dùng gà (tốt nhất là tự làm)
- ¼ muỗng cà phê (1 ml) ớt đỏ xắt nhỏ (tùy chọn)

SỰ CHUẨN BỊ

1. Nếu bất kỳ người bạn hoặc người thân nào của bạn nói rằng họ không thích cải xoăn, hãy cho họ nếm thử món ăn này. Công thức này có thể được điều chỉnh theo sở thích, với các loại rau mong muốn và bất kỳ loại xúc xích nào. Hãy thử các kết hợp khác nhau để xem bạn thích cái nào nhất. Tuy nhiên, hãy đảm bảo rằng bạn chọn loại xúc xích chỉ chứa nguyên liệu sạch, không thêm đường, nitrat, v.v.

2. Sử dụng một con dao sắc, cắt bỏ phần thân dày của cải xoăn có trong các phần lá. Cắt chúng thành miếng có cùng kích thước với hành tây xắt nhỏ. Cắt lá cải xoăn thành dải mỏng.

3. Cắt xúc xích thành miếng 2,5 cm. Đun nóng một thìa canh (15 ml) dầu trong chảo lớn. Xếp một nửa số xúc xích vào một lớp và chiên cho đến khi vàng nâu. Lật chúng lại và nấu trong hai phút ở phía bên kia. Loại bỏ chúng và lặp lại thao tác với nửa xúc xích còn lại. Lấy chúng ra khỏi chảo.

4. Đun nóng muỗng canh (15 ml) dầu khác trong chảo trên lửa vừa. Thêm hành tây và cải xoăn xắt nhỏ và nấu rau trong khoảng năm phút, cho đến khi chúng bắt đầu mềm. Đẩy rau ra mép chảo và làm tan chảy bơ ở giữa. Thêm nấm và chiên trong vài phút. Thêm muối và tiêu. Khuấy đều.

5. Thêm lá cải xoăn và trộn mọi thứ. Nấu trong ba đến năm phút, cho đến khi lá mềm. Cho xúc xích trở lại chảo, cùng với nước dùng và ớt đỏ xắt nhỏ tùy chọn. Tăng nhiệt một chút. Khi chất lỏng bắt đầu sôi, giảm nhiệt và đợi cho đến khi hầu hết mọi thứ đã

bay hơi. Hãy thử và thêm muối nếu cần thiết. Phục
vụ ngay lập tức.

95. CÁ HỒI NƯỚNG VỚI AIOLI THÌ LÀ

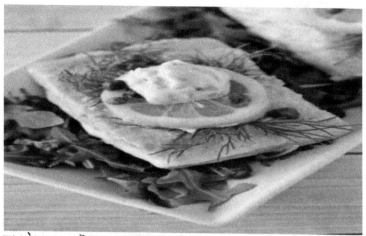

THÀNH PHẦN

- 4 miếng phi lê cá hồi có da, mỗi miếng khoảng 170 g
- muỗng canh (7,5 ml) dầu bơ Zest của $\frac{1}{2}$ lớn Chanh
- Kosher Muối
- Hạt tiêu đen mới xay

Alioli để _ rời đi rơi

- $\frac{1}{2}$ cốc (120 ml) sốt mayonnaise Primal Kitchen hoặc loại sốt mayonnaise khác phù hợp với thời kỳ đồ đá cũ chế độ ăn
- 2 tép tỏi băm nhỏ
- 2 thìa cà phê (15 ml) nước cốt chanh mới vắt
- 1 muỗng canh (15 ml) thì là tươi xắt nhỏ
- muỗng cà phê (1 ml) muối kosher

- muỗng cà phê (1 ml) mới xay màu đen hạt tiêu
  vỏ của $\frac{1}{2}$ lớn Chanh

SỰ CHUẨN BỊ

1. Phi lê cá hồi nướng ở nhiệt độ thấp tan chảy
   trong miệng. Được chế biến theo cách này, cá
   hồi có màu hồng đẹp mắt, vì vậy đừng lo lắng
   nếu bạn lấy nó ra khỏi lò và trông nó vẫn còn
   sống. Ngược lại, đó sẽ là món cá được chế biến
   ngon nhất mà bạn từng ăn!

2. Làm nóng lò nướng ở nhiệt độ 135°C. Đặt phi lê
   cá hồi vào chảo sắt hoặc đĩa nướng. Trộn dầu
   với một nửa vỏ chanh và sơn lên trên con cá.
   Muối và tiêu Nướng cá hồi trong khoảng từ 16
   đến 18 phút, cho đến khi có thể dùng nĩa bẻ
   thành từng miếng nhỏ.

3. Trong khi cá hồi ở trong lò, trộn sốt
   mayonnaise với tỏi, vắt và nước cốt chanh, thì
   là, muối và hạt tiêu.

4. Phục vụ cá hồi với aioli.

96. GÀ TÂY CUỘN BẮP CẢI

216

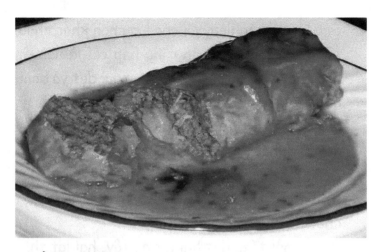

THÀNH PHẦN

- 2 lá bắp cải, càng to càng tốt
- 4 lát ức gà tây chất lượng tốt (không thêm đường hoặc nitrit hoặc các thành phần có hại khác)
- 4 lát thị t xông khói qua chảo
- 2 lát phô mai Thụy Sĩ cắt làm đôi
- ½ cốc (120 ml) Đồ đá cũ xà lách trộn

SỰ CHUẨN BỊ

1. Sau khi thử nghiệm với các lựa chọn khác nhau, tôi đã đi đến kết luận rằng bắp cải là nguyên liệu thay thế tốt nhất cho bánh mì dẹt và bánh ngô Mexico. Nó có hương vị rất nhẹ và những chiếc lá to và dày giúp giữ nhân tốt. Bánh mì này hơi phức tạp để ăn, nhưng nó rất tuyệt.

2. Dùng một con dao sắc, loại bỏ phần cuống dày ở giữa bắp cải (bạn có thể cần cắt ngắn lá một chút để nó có hình trái tim).

3. Ở giữa mỗi tấm, đặt hai lát gà tây, hai lát thịt xông khói và hai nửa lát pho mát, để lại một lề ở các cạnh. Dùng thìa, cho $\frac{1}{4}$ cốc (60 ml) xà lách trộn lên mỗi chiếc lá, gần ngọn (cách xa phần cuối của thân).

4. Bắt đầu từ trên cùng, quấn xà lách trộn bằng đầu lá và cuộn bánh sandwich lại. Nhét vào các cạnh như một chiếc bánh burrito. Đóng các cuộn bằng hai chiếc đũa và cắt làm đôi để phục vụ.

97. SALAD CÁ NGỪ CHIÊN GIÒN

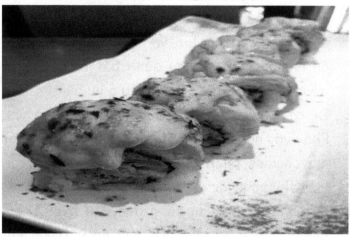

THÀNH PHẦN

- 2 hộp cá ngừ 140 g mỗi hộp (không để ráo nước)
- ½ cốc (120 ml) sốt mayonnaise Primal Kitchen hoặc loại sốt mayonnaise khác phù hợp với thời kỳ đồ đá cũ chế độ ăn
- 2 muỗng canh (30 ml) nụ bạch hoa để ráo nước
- 1 cần tây thái hạt lựu
- 1 củ cà rốt nhỏ, thái hạt lựu
- 4 củ cải thái hạt lựu
- Muối và hạt tiêu cho vừa ăn
- cốc (60 g) hạnh nhân phi lê 2 thìa canh (15 g) hạt hướng dương

SỰ CHUẨN BỊ

1. Một ý tưởng khác để sử dụng lá bắp cải. Bạn cũng có thể thưởng thức món salad này với rau củ, với củ cải thái lát, với dưa chuột bào hoặc ăn riêng. Chọn cá ngừ đánh bắt bền vững và đóng gói trong nước hoặc dầu ô liu.

2. Đổ cá ngừ vào bát cùng với chất lỏng đóng hộp. Phá vỡ nó bằng một cái nĩa. Thêm sốt mayonnaise, bạch hoa, cần tây, cà rốt và củ cải. Hãy thử và muối và hạt tiêu.

3. Cắt nhỏ hạnh nhân bằng dao đầu bếp. Thêm chúng vào món salad cá ngừ ngay trước khi phục vụ và rắc hạt hướng dương.

98. GÀ NHỒI NOPALES

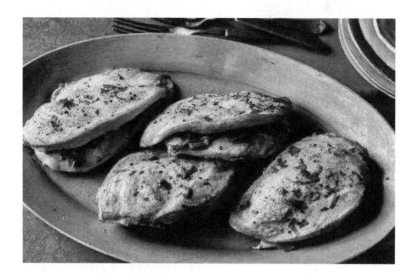

THÀNH PHẦN

- 1 muỗng canh dầu
- 1/2 chén hành trắng, phi lê
- 1 cốc nopal , dạng dải cắt và nấu chín
- đủ muối
- đủ oregano
- đủ tiêu
- 4 ức gà, dẹt
- 1 chén phô mai Oaxacan, cắt nhỏ
- 1 muỗng canh dầu, cho nước sốt
- 3 tép tỏi, băm nhỏ, để làm nước sốt
- 1 củ hành trắng, cắt làm 8 phần, để làm nước sốt

- 6 quả cà chua, cắt làm tư, để làm nước sốt582
- 1/4 chén rau mùi tươi, tươi, để làm nước sốt
- 4 quả ớt guajillo, cho nước sốt
- 1 muỗng canh hạt tiêu, cho nước sốt
- 1 chén nước dùng gà, để làm nước sốt
- 1 nhúm muối, cho nước sốt

SỰ CHUẨN BỊ

6. Đối với nhân bánh, làm nóng chảo với dầu trên lửa vừa, phi thơm hành tây với lá nopales cho đến khi chúng không còn chảy nước dãi, nêm muối, hạt tiêu và lá oregano. đặt phòng.

7. Đặt ức gà lên đĩa có phủ nopales và pho mát Oaxaca, cuộn lại và nêm muối, tiêu và một ít lá oregano. trong trường hợp đó yêu cầu ghim với một tăm xỉa răng.

8. Làm nóng vỉ nướng ở nhiệt độ cao và nấu các cuộn gà cho đến khi chín. Cắt bánh làm đôi và giữ ấm.

9. Đối với nước sốt, làm nóng chảo với dầu trên lửa vừa, phi tỏi với hành tây cho đến khi vàng nâu, thêm cà chua, rau mùi, ớt guajillo, hạt tiêu, hạt rau mùi. Nấu trong 10 phút, cho nước dùng gà vào, nêm muối và nấu thêm 10 phút nữa. Làm mát một chút.

10. Trộn nước sốt cho đến khi bạn có được một hỗn hợp đồng nhất. Bày ra đĩa như một chiếc gương, cho thịt gà lên trên và thưởng thức.

9 9. BÁNH MÌ THỊT XÔNG KHÓI MINI

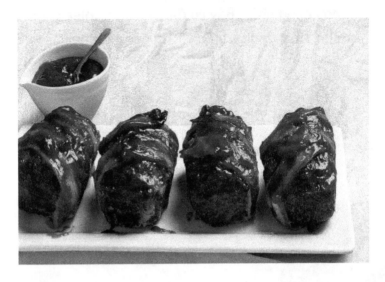

THÀNH PHẦN

- 1 kg thịt bò bằm
- 1/2 chén bánh mì xay
- 1 quả trứng
- 1 chén hành tây, thái nhỏ
- 2 muỗng canh tỏi, thái nhỏ
- 4 muỗng canh sốt cà chua
- 1 muỗng canh mù tạt
- 2 muỗng cà phê mùi tây, thái nhỏ
- đủ muối
- đủ tiêu
- 12 lát thịt xông khói
- đủ nước sốt cà chua, để véc ni
- đủ mùi tây, để trang trí

SỰ CHUẨN BỊ

6. Làm nóng lò ở 180°C.

7. Trộn thịt bò băm với vụn bánh mì, trứng, hành, tỏi, sốt cà chua, mù tạt, rau mùi tây, muối và hạt tiêu trong một cái bát.

8. Lấy khoảng 150 g hỗn hợp thịt và dùng tay nặn thành hình tròn. Bọc thịt xông khói và đặt trên một tấm nướng mỡ hoặc giấy sáp. Chải mặt trên của bánh nướng nhỏ và thịt xông khói bằng nước sốt cà chua.

9. Nướng trong 15 phút hoặc cho đến khi thịt chín và thịt xông khói có màu vàng nâu.

10. Ăn với rau mùi tây, kèm theo salad và mì ống.

100. GÀ BÓ PHÔ MAI

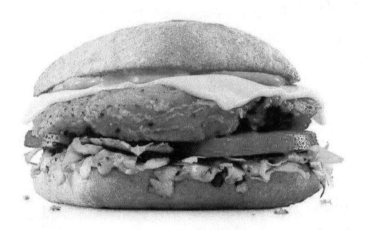

THÀNH PHẦN

- 1/2 chén chorizo, vỡ vụn
- 1/2 chén thị t xông khói, xắt nhỏ
- 2 muỗng canh tỏi, thái nhỏ
- 1 củ hành tím, cắt miếng
- 2 ức gà, không da, không xương, thái hạt lựu
- 1 chén nấm, phi lê
- 1 quả ớt chuông vàng, thái hạt lựu
- 1 quả ớt chuông đỏ, thái hạt lựu
- 1 quả ớt chuông, cam cắt miếng

- 1 quả bí ngô, cắt thành nửa mặt trăng
- 1 chút muối và hạt tiêu
- 1 chén phô mai Manchego, nạo
- hương vị của bánh ngô, để đi cùng
- để hương vị của nước sốt, đi kèm
- để hương vị của chanh, để đi cùng

SỰ CHUẨN BỊ

4. Làm nóng chảo trên lửa vừa và chiên chorizo và thịt xông khói cho đến khi vàng nâu. Thêm tỏi và hành tây và nấu cho đến khi trong suốt. Thêm thịt gà, nêm muối và hạt tiêu và chiên cho đến khi vàng nâu.

5. Sau khi gà chín, cho từng loại rau vào, nấu trong vài phút trước khi cho rau tiếp theo. Cuối cùng cho phô mai vào đun thêm 5 phút cho tan chảy, nêm nếm lại gia vị.

6. Dọn sợi thật nóng cùng với bánh ngô, salsa và chanh.

PHẦN KẾT LUẬN

Chế độ ăn ít chất béo được coi là một phương pháp giảm cân phổ biến.

Tuy nhiên, chế độ ăn kiêng low-carb có liên quan đến việc giảm cân trong thời gian ngắn hơn, cùng với việc giảm mỡ nhiều hơn, ít đói hơn và kiểm soát lượng đường trong máu tốt hơn.

Mặc dù cần nhiều nghiên cứu hơn về tác dụng lâu dài của bất kỳ chế độ ăn kiêng nào, nhưng các nghiên cứu cho thấy chế độ ăn kiêng low-carb có thể giảm cân hiệu quả như chế độ ăn ít chất béo - và có thể mang lại một số lợi ích bổ sung cho việc giảm cân. Sức khỏe.

Cho dù bạn chọn chế độ ăn ít carb hay ít chất béo, hãy nhớ rằng việc duy trì chế độ ăn kiêng lâu dài là một trong những yếu tố quan trọng nhất để thành công trong cả việc giảm cân và sức khỏe tổng thể.